踮踮腳，變年輕！

運強化教練教你
秒告別疼痛、駝背，
刻年輕10歲！

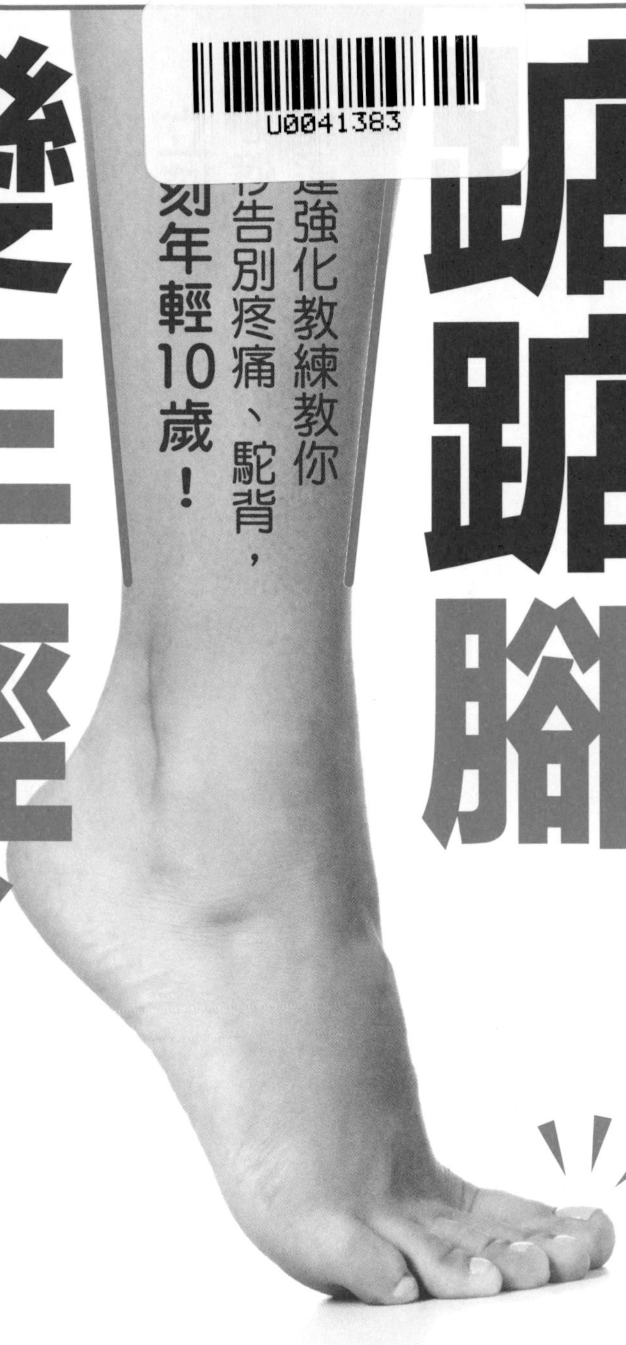

Foot Trainers 代表
飯田潔——著　林佩玟——譯

遠流出版公司

就能讓身心重返青春！

即使是習慣彎腰駝背，顯出「老態」的人……

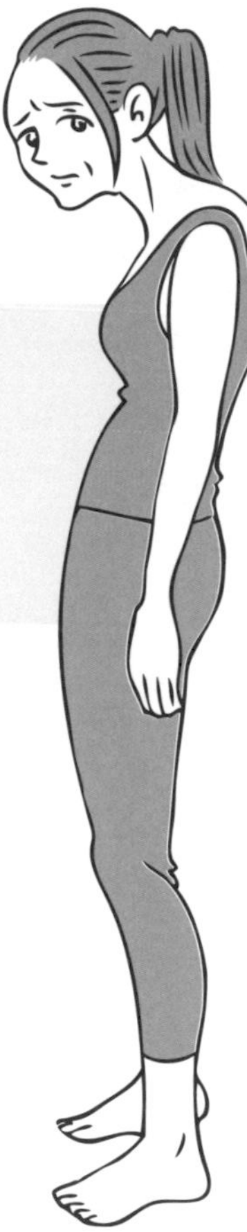

只要利用踮腳尖站立法……

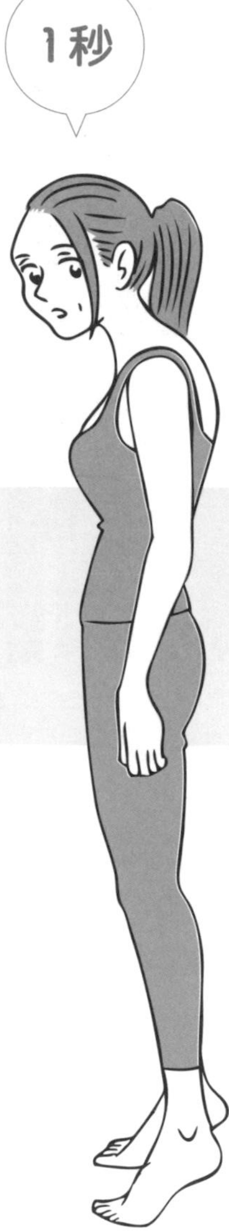

3秒見效！只要踮腳尖

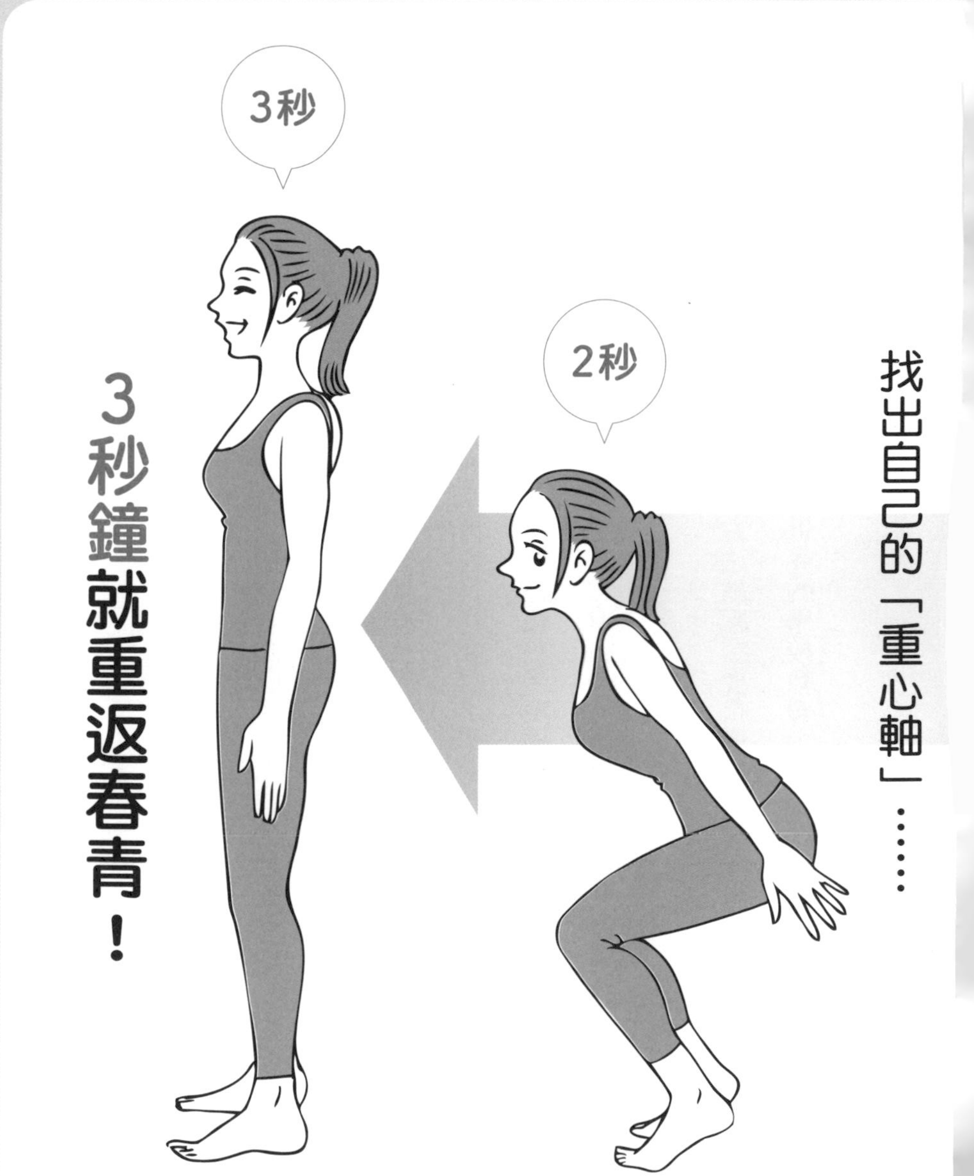

前言

打造正確姿勢的重要性實在不是三言兩語可以道盡。只要利用本書的「踮腳尖站立法」改善姿勢，你的「外表年齡」一定可以變得更年輕。不論男女，光是改善姿勢就能給人留下好印象，那份喜悅及自信必定會為你的工作及生活帶來正面影響。這不僅對外表有好處，擁有良好姿勢、學會正確使用身體的方法之後，還可以減少生病及臥床的風險，也能紓緩肩頸痠痛和腰痛等慢性症狀。等待著你的，將是不論到幾歲都能夠生龍活虎持續活動、健康且充實的人生。

正因如此，打造正確姿勢的方法論應該要是廣為人知、每個人都應該擁有的知識，但不可思議的是，放眼全世界的學校教育，可說沒有任何地方會教我們如何打造正確姿勢，以及身體的使用方式；就算曾經在體育課學過壘球、足球、籃球等特定運動，大部分的人也不曾學過站立的方式、走路的方式或跑步的方式。即使曾被父母或學校老師告誡「要站有站相、坐有坐相」，但卻沒有人告訴我們改善姿勢的有效方法。推廣「每個人都應該知道」，而事實上一般人無從得知的知識，就是本書的重要目的之一。

我原本是以滑雪用品的專業人士身分提供運動員協助，也曾擔任日本奧運委員會（JOC）選手強化教練，三次隨隊前往鹽湖城、杜林和溫哥華冬季奧運會；同時經營足部、身體和鞋子的專業店「FootTrainers」，以運動員和喜愛運動的一般民眾為對象，提供走路方式、跑步訓練和姿勢改善的指導。我相信不論是頂尖運動員或一般人，在打造良好姿勢所需的方法、正確使用身體的方法上，都有其共通的基本考量。

在競技運動的世界，必須引導出肉體擁有的潛能並發揮至極限，才能夠獲得成果。同樣的道理，在人類還生活於狩獵時代的遙遠過去，為了讓自己及家人能活下去，也必須每天用盡全力追捕獵物、全力逃離外敵、全力保護同伴。

然而，在科技發達、物質心靈都豐足的現代社會，即使不發揮肉體百分之百的潛能也得以生存，這當然是一件很了不起的事；但我們也因此無法使用身體原有的功能及潛藏的能力，這也是不爭的事實。而即使到了現代，運動競技的世界依然渴求於讓身體發揮百分之百的潛在功能。將這個世界的訓練方法「翻譯」成一般人都懂的知識，傳授給讀者，可說是本書的特色之一。

動作的部分，本書邀請了短道競速滑冰的日本代表，曾連續三次出賽長野、鹽湖城和杜林冬季奧運會的敕使川原郁惠小姐擔任示範，由身為真正頂尖運動員的她實際為大家示範簡單易懂的動作，一定可以帶來很大的幫助。此外，本書後半部分將介紹能建立「良好姿勢」的走路方式，以及我的專業領域——維持青春健康生活所需的鞋子及鞋墊的相關知識。

我所定義的「良好姿勢」，指的是不論何時何地都可以活動，並且可以正確使用身體的實用姿勢。真正的「良好姿勢」不但看起來好看又年輕，而且不需要刻意去做，就能在日常生活中引導出身體原有的能力。不論何時都可以維持極佳的姿勢，讓身心每天都過得充實，就讓我們一起踏出這種嶄新的人生吧。

FootTrainers 代表　飯田潔

踮踮腳，變年輕！

奧運強化教練教你3秒告別疼痛、駝背，立刻年輕10歲！

第1章 為什麼姿勢良好的人看起來比較年輕？

第2章 利用踮腳尖徹底改變姿勢年齡

第3章 徹底改變你的姿勢，世界最快速姿勢改善法

第5章 讓鞋子成為助力，姿勢年齡馬上回春！

動作示範

敕使川原郁惠

攝影

大下桃子

攝影地點

STUDIO M

第1章

為什麼姿勢良好的人看起來比較年輕？

姿勢會成為「外表年齡」的判斷基礎

決定人們「外表年齡」的因素有體型、肌肉、頭髮、骨骼等各種原因，其中「姿勢」被認為占有最大比重。根據socié world公司針對全日本20～59歲的六百位女性所做的「女性姿勢相關調查」，在「客觀而言，駝背的女性看起來是否比實際年齡還要老？」的問題中，有高達91％的人回答「感覺看起來比較老」、「看起來稍微比較老」；另外，在東京ISEA CLINIC醫美診所向20～59歲的一百五十八位男女進行的「關於高齡者與年齡的想法與外表」問卷調查中，針對「讓你判斷某個人是『高齡者』的關鍵在於？」的問題，有79．1％的人回答「膝蓋、腰部、背部等彎曲的身體」，大幅高於回答「斑點、皺紋、毛髮稀疏等

年齡增長帶來的姿勢變化

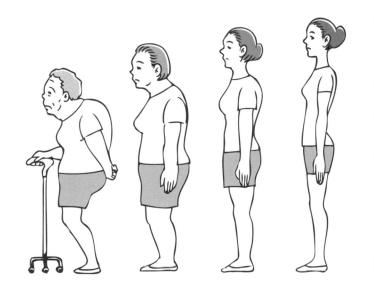

隨著年齡增加、肌力下降，身體會從腰部開始向前彎。

外表因素」的55．1％。

也可以說，只要改善姿勢，「外表年齡」就會跟著降低。

一般而言，隨著年齡增加，活動量降低、肌力下降，會導致腰越來越向前彎。如果要「畫出老爺爺或老奶奶」，幾乎所有人都會畫出彎腰駝背的樣子，演員在扮演老人時也會彎著腰表現出有氣無力的感覺。但我們不需要將外表年齡的變化怪罪於年紀，並因此放棄。因為只要稍加留意，就可以在短時間內改善姿勢，只要學會如何打造正確姿勢，外表一口氣年輕十歲也不再是夢想。大家身邊應該也有50多歲看起來像40多歲、60多歲看起來像50多歲的人，「看起來比較年輕的人」和其他人的差別，就在於那些和姿勢相關的少許知識，以及有沒有意識到這件事。本書的作用就在於填補那些許的差異。

改善姿勢年齡的關鍵在於「重力」。平常我們不會特別意識到它，但人類以及地球上的其他所有生物，都會因為重力而隨時被拉往地面。在身體處於平衡狀態站著時，我們和地面之間不會有什麼問題；但一旦因為某些原因（踢到東西或是滑倒等等）而失去身體的平衡時，重力就會將我們往地面拉，甚至還可能跌倒。受到重力影響的不單只有生物，建築物或家具能夠穩定不傾倒，也是因為建造方向或擺設方向垂直於地球引力的作用方向。

相對於其他動物以四隻腳對抗重力，人類是地球上唯一以雙腳直立行走的生物，可說天生就擁有極為良好的身體平衡；但卻因為長年的習慣或因為不知道如何正確使用身體，導致無法維持良好平衡，造成姿勢會隨著年齡增長越來越歪斜。

本書的目標，是喚醒大家對重力的意識，並且讓重力成為助力，以找回**更好**

的姿勢＝原有的姿勢。為此，我們需要在體內建立與重力作用方向一致的「重心軸」；而在打造「重心軸」之前，更重要的是要有意識地「踮腳尖」。

關鍵在這裡 POINT!

● 「外表年齡」由姿勢決定！
● 利用踮腳尖找出重心軸

「從側面看起來的姿勢」決定你的外表年齡

大幅改變外表印象的因素中，有一項是從側面看身體時，前後姿勢是否平衡。在形容不良的姿勢時，我們會說「下巴往前伸」、「駝背」、「拱腰」、「腰腹無力」、「彎腰」，這些全都是表示**身體姿勢從側面看起來歪七扭八**。比起從正面看一個人時，覺得他「右邊肩膀有點下垂」，從側面看起來的姿勢更是大幅左右了我們對他人外表年齡的印象。本書倡導的姿勢改善方法主要也是以改善「從側面看起來的姿勢」為目的。

這種從側面看起來身體平衡不佳的狀況，肇因於年輕時的不良姿勢，在反覆維持同樣的姿勢之後就變成了習慣。人類的身體具備適應能力，對於失去原本平衡的狀態（不平衡）會從其他地方補償。如果因為某些原因導致身體某個地方失去平衡，身體並不會將該不平衡處恢復至正常狀態，而是**以破壞其他部分的平衡來彌補**。

例如：膝蓋往前彎，屁股就會往後、往下坐；屁股往後、往下坐，肩膀就會向前聳。麻煩的是，具有辨認姿勢功能的小腦，會將長時間習慣採取的姿勢視為正確姿勢。簡而言之，**我們的腦和身體都會去習慣身體的不平衡**。身體失去平衡的原因有很多種，過度使用智慧型手機、長期長時間坐著工作、總是將體重壓在同一隻腳上、單肩背著重物通勤或上學……等生活習慣，也是導致姿勢惡化的原因。

身體如果失去原有的平衡狀態，再加上重力的影響，如同建築物樑柱的骨骼就會開始歪斜，用來支撐樑柱的肌肉就必須經常背負重擔。位於大腿前側的股四頭肌，以及位於腹部深處的腰大肌等用以維持姿勢的肌肉，其肌力會因為年紀增長大幅下降，導致樑柱（骨骼）漸漸被重力壓垮，最後連站著都變得有困難。當然這樣的情形存在個人差異，但持續用不正確的姿勢過生活，就會增加老後需要看護協助或臥床不起的風險就。正因如此，趁著還能靈活動作時了解正確姿勢的軸心，並找出自己的軸心非常重要。修正從側面看起來歪七扭八的身體姿勢，不僅可以幫助我們改善外表年齡，另一層重大意義就是可以讓身體用得更久、繼續過著健康有活力的生活。

關鍵在這裡 POINT!

● 「從側面看起來的姿勢」會洩漏年齡

● 正確的姿勢決定你老後的生命品質（QOL）

實用的姿勢不但是「良好的姿勢」，也是「年輕的姿勢」

「姿勢」一詞可以解釋為「具有動能的身體形態」。所謂具有動能的身體形態，就是在任何時候，都能朝任何方向移動的狀態。良好的姿勢，正是隨時可以朝所有方向移動的實用姿勢，**實用的姿勢會給人優雅年輕的印象。**

「預備姿勢」（Ready Position）是學習實用姿勢的關鍵之一。這是人類最有效率的起動姿勢，我擔任指導的運動世界中，每位選手都在追求能夠儘早就預備姿勢的能力。這樣的姿勢可以有效抵抗重力，讓我們更容易照自己的想法控制身體，**就應付身體隨時移動的需求而言，這才是合理的姿勢。**

預備姿勢

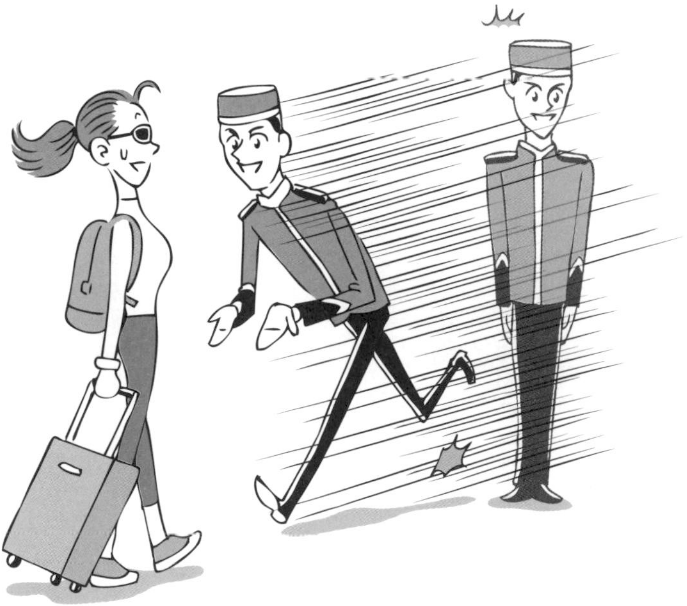

高級飯店的侍者採取的是「可以馬上移動回應顧客需求」的姿勢。

嫻熟預備姿勢的人當然不僅限於運動員，諸如一流餐廳的服務人員或高級飯店的侍者，也都會採取「可以馬上移動回應顧客需求」的姿勢。此外，擔任重要人士隨扈的特種警察和員警身上也會帶著「只要發生狀況，我隨時可以衝過去」這種不言而喻的氣勢，可以說頂尖運動員或一流的專業人士展現出來的靈活動作與姿勢，正是讓我們覺得他們優美以及年輕的原因。

日本自古以來就有從實用的姿勢中發現美感的傳統，日本舞蹈、能劇、歌舞伎等演出者在使用關節或肌肉時的不偏不倚，能夠帶給觀眾難以言喻的美感；以坐姿進行的茶道或花道也是，高階者的姿勢簡直就像良好姿勢的範本。

當然，頂尖運動員、一流演員、茶道或花道專家的身段並非一朝一夕可以達成，但只要理解預備姿勢的概念，了解實用的姿勢是我們的目標，就能循序漸進地接近理想的姿勢。

關鍵在這裡 POINT!

● 專業人士的姿勢充滿美感與扣人心弦的力量

● 以具備功能性美感的「實用姿勢」為目標

為什麼明明注意姿勢了，卻無法繼續維持？

從小到大，我想應該沒有人從來沒被唸過「站沒站樣、坐沒坐樣」，但卻似乎從來沒有人「因為以前姿勢不良常常被唸，所以現在姿勢變得非常正確」。就算告訴自己「好，我現在要維持正確的姿勢」，卻也只能保持幾分鐘，有些人甚至過幾秒就又打回原形。這是因為如果不找出「為什麼會一直變回有問題的姿勢」的原因，就不可能控制好自己的姿勢，重現好的狀態。

我經常指導企業旗下的運動選手或業餘跑者的跑步姿勢，卻不常在他們實際跑步時開口指出問題修正姿勢。當跑者正在跑步時，就算指導他們「要用腳踝」、「要挺胸」，叫他們做這做那，基本上也不會帶來什麼效果。歸根究柢，跑者以有問題的姿勢跑步，原因不脫以下兩點：

1. 有意識地採取那樣的姿勢
2. 因為關節或肌肉等問題而迫使身體採用那樣的姿勢

因此要先找出該跑者的問題究竟是哪一種。我的教學方式不是劈頭就出言指導，而是先請他們在跑步機上跑步，錄下側面角度的跑步姿勢，之後和他們一起邊看影片或分解照片邊指導討論。

如果是1，那就是因為基礎知識有誤，才會有意識地採取錯誤的姿勢跑步。這種情況下，就要從吸收正確知識開始做起；如果是2，就要先解決身體產生的問題（關節可動範圍狹窄或肌肉處於緊繃狀態等），指導他們如何建構可以採取良好跑步姿勢的身體。

日常姿勢方面的注意事項也一樣，如果不知道基礎原理，只是一味挺直腰背，或是採取「立正」站姿，這樣並不能讓姿勢長時間維持下去。我們應該先理解最重要的重力與身體重心軸的關係，再來改善姿勢。只要理解「良好姿勢」的原理，再加上正確的覺察和動作訓練，就能讓你的姿勢年齡確實回春。

關鍵在這裡 POINT!

- 光靠「叮嚀或警告」難以改變姿勢
- 應該理解良好姿勢的原理

小孩子無法穩定維持姿勢的原因

隨著年齡增長、肌力下降，姿勢也會慢慢產生變化。正因為如此，只要為了減輕身體負擔而改善姿勢、減緩變化，就能讓「外表年齡」看起來變年輕。那麼反過來說，姿勢的基本架構要到幾歲才會定型呢？我也指導過許多從事花式滑冰或踢足球的兒童，幾乎所有的孩子都動個不停，沒辦法靜下來。當然這可以說是因為他們的心智還不夠成熟，才無法安靜下來，但常見很多孩子連姿勢也是軟趴趴，沒辦法穩定，因此經常有擔心的父母來找我商量：「我家的孩子姿勢很糟糕，該怎麼辦才好？」甚至在極端的例子中，有父母會為了穩定孩子的姿勢，讓他們從4～5歲就開始做軀幹訓練。

不過我認為兒童的姿勢無法穩定是件合情合理的事。初生嬰兒在經過爬行和扶著東西站立之後，大概在1歲前後才開始學走路；以4歲幼兒而言，即使是位於平均值的孩子，從開始用雙腳行走也不過才三年，有些孩子的步行資歷甚至還更短。孩子無法穩定肢體是由於骨骼發育尚未完全，難以找出平衡來支撐極具重量的頭部，再加上還不習慣控制重心的方式所造成。他們無時無刻都在尋找可以保持平衡的重心位置以及穩定身體的軸心，因此沒辦法乖乖站或坐著不動。我們經常在無法隨意跑跳的電車中看到扭來扭去或無法靜下來的孩子，這是因為兒童要維持乖乖不動的姿勢比大人想像中還要困難。

難以控制重心

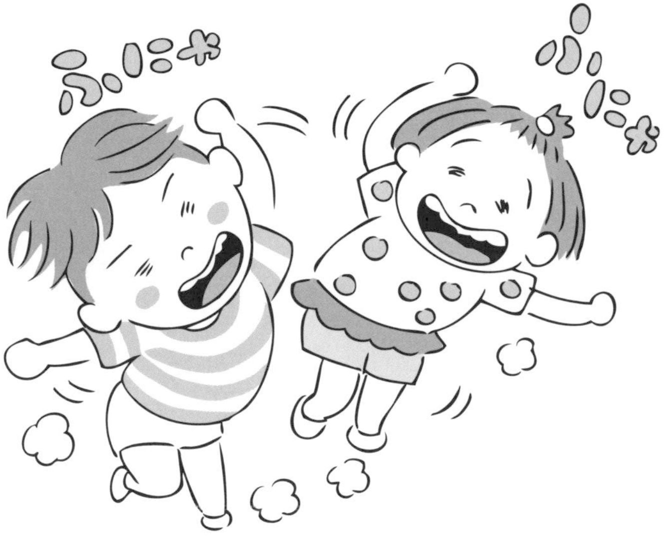

對於還不習慣控制重心方式的兒童來說，維持乖乖不動的姿勢比想像中還要困難。

隨著年紀增長，兒童特有的好動現象會漸漸消失，這可說是在心智逐漸穩定的同時，他們也學到了控制重心的方法，身體的穩定度便慢慢增加。這說明了身心兩方面的成長也會表現在動作及姿勢上。我的想法是，**不需要為了追求孩子的姿勢穩定，讓他們從小就開始做軀幹或肌力鍛鍊**。另外，我也對太早聚焦於特定運動，從早到晚練習就為了提升技術水準抱持懷疑。打造適合的環境讓孩子自由在外玩耍、穩穩踩著地面跑步、跳躍、爬上爬下，從這些遊戲中培養支撐身體的軸心，才是更重要的事。

但關節、肌肉、肌腱已經變得僵硬，失去柔軟度的成人，如果只靠自由活動是無法建立起良好姿勢的。推薦各位使用本書中解說的姿勢改善方法，找回人類與生俱來的平衡感，以及如何控制重心。

關鍵在這裡 POINT!

● 兒童的姿勢要10～12歲左右才會漸漸穩定

● 不建議讓孩子從小就只學特定運動

COLUMN
專欄 1

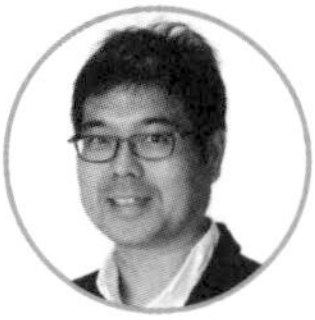

只要30分鐘，普通阿嬤也能變身運動員!?

超過65歲的業餘跑者A女士，表示她在跑步時因膝蓋痛而感到煩惱，所以透過跑友介紹到店裡想製作鞋子的內墊。走進店裡的A女士站姿怎麼看都只是普通的阿桑，不，也許說「阿嬤」更貼近，跑步姿勢也是屁股往下掉，帶給大腿很大的負擔。老實說，我甚至覺得「再繼續這樣跑下去好嗎？」畢竟維持這種狀態繼續跑步很可能導致嚴重受傷，對生活造成影響。

在FootTrainers量好腳型、做好鞋墊之後，我開始教導她如何在穿著鞋墊的狀態下訓練跑步姿勢，以及找出重心軸的方法。

A女士穿上剛做好的鞋墊，使用本書中提到的墊腳尖站立法，接受30分鐘打造正確姿勢的指導後，等著我們的是令人瞠目結舌的結果。雖然這麼說可能太冒犯，但只要把頭遮住，她的體態怎麼看都像是頂尖運動選手，姿勢瞬間就有所改變，在跑步機上的跑步姿勢也可說是判若兩人。當然A女士本來就有很好的領悟力，對我而言，則是我再次體認到：一直以來都是邊跑邊模仿的人，光只是知道正確原理及做法，就能產生如此大的改變。A女士和我在那之後還是保持聯絡，不過她已經不再為疼痛所苦。據說她「已經可以輕鬆快速跑步」，比以前更能享受跑步帶來的樂趣。

第2章

利用踮腳尖
徹底改變姿勢年齡

打造正確姿勢時的一大誤會

前一章中我們定義了「良好的姿勢」是「隨時可以朝所有方向移動的實用姿勢」。在說明該如何打造那樣的姿勢之前，我想先來談談大部分的人都會有的和改善姿勢有關的誤會。

如果瀏覽姿勢相關書籍或網路資訊，一般對「良好的姿勢」定義都是固定的，如同下一頁插圖所繪，大家可以看到耳朵—肩膀—髖關節—膝蓋—腳踝沿著重力線呈一條直線排列。這樣的姿勢的確是不會對身體造成負擔的「良好姿勢」，但是如果把這個直立不動的姿勢畫面牢牢記在腦海裡，對於改善姿勢而言

一般對「良好姿勢」的定義

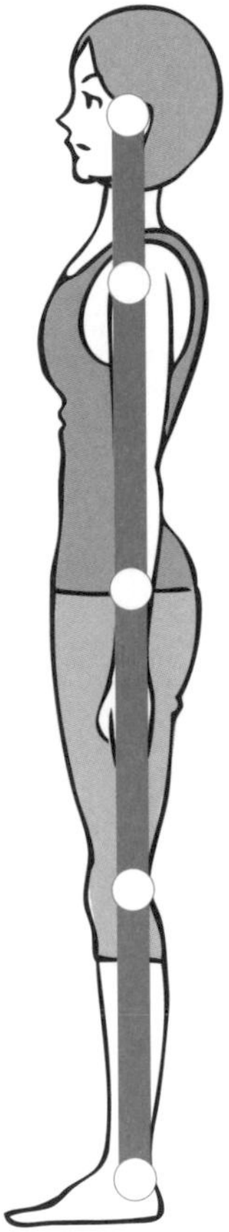

耳朵—肩膀—髖關節—膝蓋—腳踝沿著重力線呈一條直線排列的「良好姿勢」。維持這樣的姿勢是件非常困難的事。

不一定是件好事。

常用來提醒我們改變姿勢的指示包括了「收下巴」、「身體長高」、「收緊小腹」等形容，在芭蕾或是舞蹈的教學中則有「想像頭頂正上方有一條線把你拉緊」的意象。這些形容每一句都沒有錯，但卻有個很大的問題——那就是太強調靜止的姿勢，也就是停止不動狀態下的姿勢才是正確的姿勢。

如果只是在拍照瞬間採取良好的姿勢，或是在面試的十分鐘內坐挺那也就罷了，在走路、有時候跑步、停下腳步站立、再次邁出步伐等日常生活的動作中，要有意識地持續前述的姿勢，實在是非常困難。因為駝背就拉長身體、因為下巴抬起來了就收下巴，這種頭痛醫頭、腳痛醫腳的治標方式，無法從根本解決問題。

本書提倡的「踮腳尖站立法」可以讓你完全不需要去想這樣的事情。這是一種利用自己的體重和重力，「**自然而然就能找出**」**正確姿勢**的劃時代方法論。我認為「應該是由身體來告訴我們正確的姿勢」。這究竟是什麼意思呢？我們將在下一節仔細說明。

關鍵在這裡 POINT!

- **治標方式沒有辦法長時間維持良好姿勢**
- **身體自然會告訴我們何謂正確姿勢**

為什麼只要維持正確姿勢就會覺得很累？

照理來說，人類在採取正確姿勢時不應該會感覺疲累。因為真正正確的姿勢會產生一條與重力的作用方向相抗衡的重心軸，這樣的站姿能讓身體各處平衡，不會有額外負擔。可是一旦聽到「輕鬆站著就好」之後，就很少人會再繼續保持挺立的姿勢，大部分的人會改為採取將體重壓在左邊或右邊單一側的隨意姿態。就算是坐姿，很多人也會在無意識間翹起二郎腿，或是往後躺靠在椅背上。那麼，難道不好的姿勢＝不良姿勢，對身體的負擔比較少嗎？當然沒有這回事。人類的身體是由許多的骨骼、肌肉、軟骨和肌腱等組織組成，正確使用這些組織才能發揮它們原本的功效。

不良姿勢變成習慣的原因

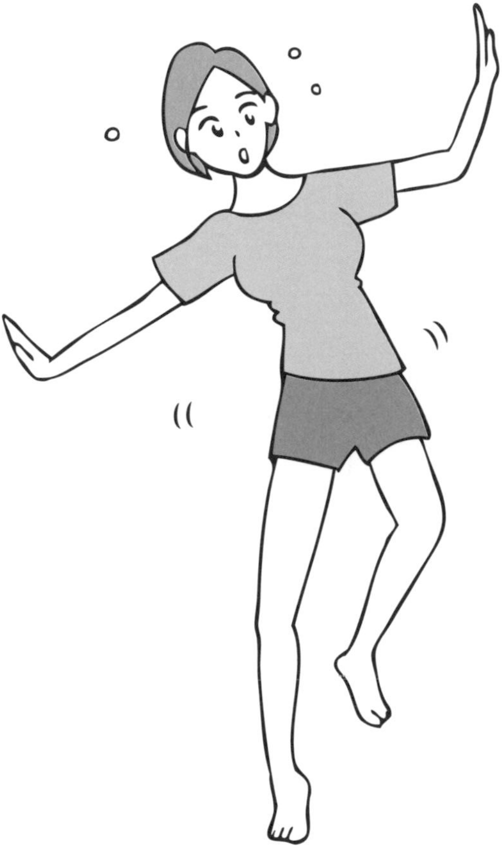

只要某一個地方失去平衡，身體就會自然打壞其他地方的平衡來因應。

偏向某一方的「不良姿勢」讓我們感覺比較輕鬆的原因在於人類的適應能力。當我們長年使用身體，免不了會在左右、前後、內外等方向產生使用方式上的偏好。如果是右撇子的人，在寫字、搬重物或是烹飪時，使用右手的機會通常就會比左手多；若再加上習慣打棒球或網球這類有左右之分的運動，就會加速這種使用偏好。

一旦身體的使用方式產生差別，附著在關節上的肌肉就會跟著失去平衡。這樣會導致某一處的關節無法完全伸展，或是反而彎曲太多；這麼一來，其他地方的關節為了保持身體平衡，在動作時就不得不做出與原本的角度不同的角度。這是身體其他部分為了消除不均衡導致的不良狀態，在無意識下產生的修正。

舉例來說，請大家想像自己在平衡木上失去平衡時的樣子，身體應該會呈現「大」字形。我們會為了不要從平衡木上掉下來，而無意識地利用手腳來保持平衡，這就是身體某一處失去平衡之後，由其他地方打壞原有的平衡以作為代償的例子之一。平衡木雖然是個極端的例子，**但在日常生活中，當我們出現些微的不平衡時，身體也是這樣不停地反覆修正**，而這樣的習慣會讓身體越來越歪斜。

就像本書開頭說過的，掌管姿勢的小腦在反覆經歷相同的姿勢之後，就會將其認定為「正確」、「輕鬆」的姿勢。坐在美髮沙龍或理容院剪頭髮時經常會被調整頭的角度，也是一個在不知不覺間習慣成自然的例子。

但是出來混總有一天要還。**不良姿勢產生的壓力雖然不會對身體產生立即的影響，但如果長時間反覆累積，在達到一定程度之後就會導致肌肉僵硬或是疼痛**。某天突然腰痛，或是膝蓋突然疼痛，這類案例可說大部分都是肇因於此。更可怕的是因為本人不知道原因出在哪，因此容易演變成慢性疼痛。

在發展成這麼嚴重的狀況之前，最好的方式就是從「正面進攻」，建立自身體重的軸線來對抗重力。如果只是繃緊一部分的身體，或是出更多的力氣想改善部分姿勢，這樣身體只會很快又回到（自以為）穩定的不良姿勢而已。

關鍵在這裡 POINT!

●身體會以為已經習慣的不良姿勢是「正確姿勢」

●不良姿勢的壓力有時候會以「疼痛」的方式呈現

人類是不擅長坐著的動物

以身體結構而言，人類是非常難以在坐著時採取良好姿勢的生物，只是生活在現代社會的我們無法避免「坐著」的這個行為。像是因為工作需要長時間開車、長距離移動，必須長時間坐在飛機或電車的座位上；或是幾乎每天都坐在辦公桌前工作，這種造成「屁股黏在椅子上」的危險隨處可見。而事實上，**長時間坐著正是導致身體失去平衡的一大因素**。

請大家記住「**下半身是乘載上半身的平臺**」這句話。當我們站著時，下半身會支撐上半身，它的功能就像抵抗重力將上半身往上推的底座，上半身則是處於

坐姿的困難之處

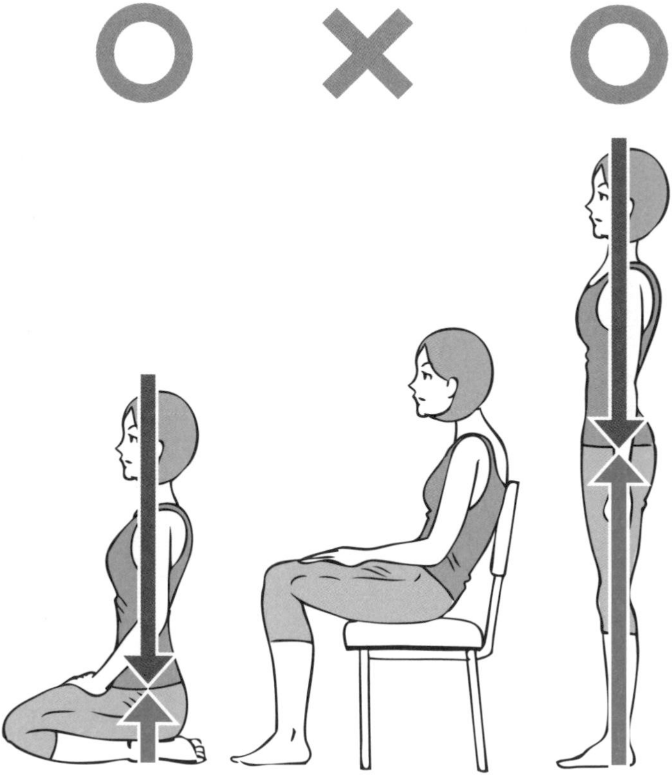

站姿與跪坐時上半身受到從地面往上推的力量支撐，因此比較容易保持良好的姿勢。

可以放心靠在底座上的狀態。然而當我們坐在椅子上時，這個往上推的底座就消失了，也就是自己原本靠著的平臺突然不見，失去了安放重心的地方。因此如果椅子有靠背，我們就會想貼躺在椅背上；如果是坐在桌前，就會想將體重壓在手肘上。貼躺在椅背上的話，支撐身體的力量就會被分散，這會讓我們感到比較輕鬆，但卻容易導致駝背或拱腰等典型的不良姿勢。而在坐姿時養成的不良習慣也會反映在站姿上，**坐著時一直駝背的人，在站起來之後幾乎不可能不駝背**。

在坐姿狀態下要防止姿勢歪斜的困難度很高，因此最好儘可能避免長時間坐著不動，每一個小時就站起來修正姿勢是個有效的方式。此外，比起其他的坐姿，「跪坐」是比較不會讓身體歪斜的姿勢。跪坐比其他的坐姿更容易獲得往下推地板的反作用力，因此更容易維持良好的姿勢。雖然長時間跪坐腳可能會麻掉不舒服，但就維持姿勢這一點來看，這樣的坐姿可說是有一定優點。

關鍵在這裡
POINT!

● 就身體結構而言，長時間坐著會導致姿勢歪七扭八

● 需要長時間坐著工作時，試試採取跪坐，或是勤奮一點時常站起來動一動

將意識放在「向下推地面」，讓重力成為助力

想要採取實用的姿勢（＝讓人感覺年輕的姿勢），重要的關鍵在於讓重力成為助力。為此，首先我們要了解人體產生動作的原理與重力之間的關係。

我們在做站起身或是走路等動作時，下半身的功能有如承載上半身的平臺，下半身對抗將我們往地面拉的重力作用方向，抬起上半身這個重物到處跑。上半身與下半身的分界大約在身體軀幹繫皮帶的地方。下半身有髖關節、膝關節和踝關節三大關節，這些關節的動作讓人可以呈現或高或低的姿勢。大多數人對髖關節的印象，可能是這是個用來將腳橫向打開的關節，但向前屈曲抬起或是移動身

下半身為上半身的「抬升裝置」

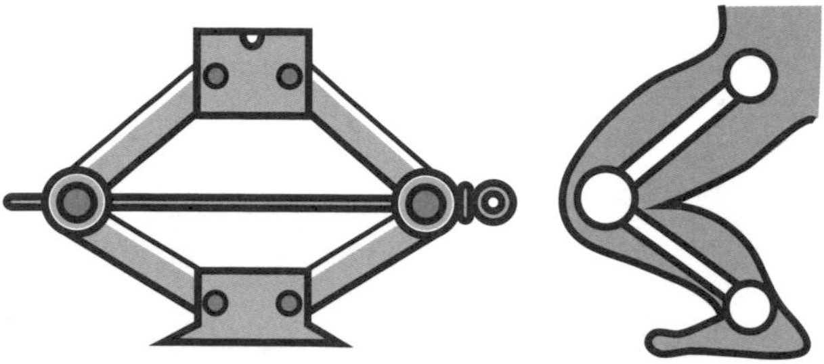

就像抬起腳踏車的千斤頂一樣，下半身的功能也是抬起上半身。

從側面看髖關節扮演的角色

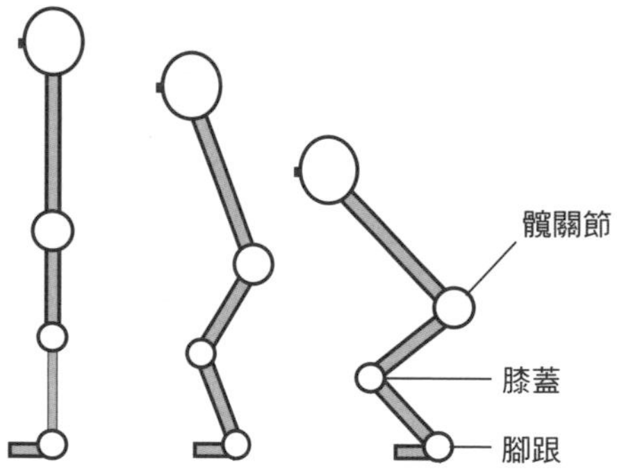

理想狀態是下半身的三大關節同時動作，將上半身往上抬起，但卻有很多人的髖關節在偷懶。

體也是髖關節的重要功能。很少人在站起身時會意識到髖關節的人，因此只要稍微前彎身體、利用髖關節站起身，就會意外地感到輕鬆很多。

只要將下半身的三大關節想像成類似抬升汽車時用的千斤頂，應該就很好理解。千斤頂Z字形的結構剛好和從側面看起來的髖關節、膝關節及踝關節的配置極為相像，三個關節幾乎同時動作，下半身就能達到「抬起」上半身的功能。這時，**讓上半身乘坐在下半身力量效率最佳的地方，是讓身體保持平衡的重點**。例如以深蹲的方式扛起槓鈴時，若想讓身體有效率地出力，身體就要來到舉重器材的正下方才能保持平衡；如果重物的位置偏前或偏後，就沒辦法支撐往地球重力方向落下的重量。各位應該有在電視上看過亞洲或非洲的婦女頭頂水瓶走路的畫面，為了保持平衡支撐裝滿水的水瓶，身體會位於重物的正下方，這我想大家都可以理解。即使沒有負重，原理也是相同的。因此，**為了支撐上半身這個重物，**

重力決定最佳的平衡

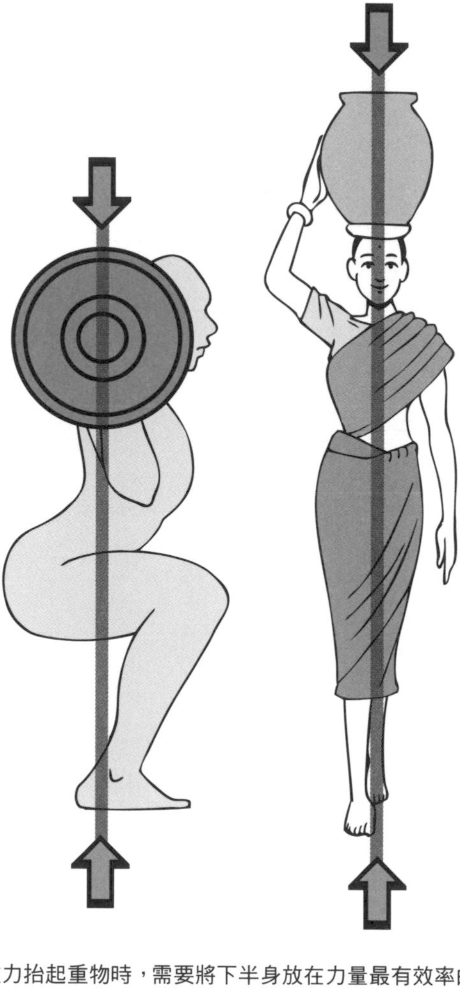

要抵抗重力抬起重物時，需要將下半身放在力量最有效率的地方。

下半身應該位於最有效率的地方，這才是最佳的平衡。

如果想讓下半身輕鬆抬起上半身，就需要有效率地往地面施加向下推的力量，所謂實用的姿勢（＝讓人感覺年輕的姿勢），就是能做到這點的姿勢。為此，我們需要「正確地向下推地面」。意識到站立、走路、坐著、運動、做家事等日常生活中所有的動作，都是向地面作用的活動，這點也相當重要。

關鍵在這裡 POINT!

● 保持「上半身乘坐在下半身上面」的意識

● 只要「正確地向下推地面」就能改善姿勢

良好的姿勢取決於重心軸＝自身體重與重力導出的軸線

在做動作時，讓重力成為助力的必要關鍵就是「重心軸」。雖然用肉眼看不見重心軸，但不論是人類、建築物或是樹木，地球上的所有東西都存在著重心軸，如同下一頁插圖所繪，這是由往地球中心作用的力（重力）及物體或生物本身的重量（體重）自然導出的一條線。例如處於「站立」狀態時，垂直方向就會產生一條相對於重力的重心軸。

剛開始要意識到身體重心軸的存在可能很困難，不過就像第61頁的圖片那樣，只要大幅彎曲髖關節、膝關節、踝關節這三大關節，採取低姿勢，就會比較

重心軸

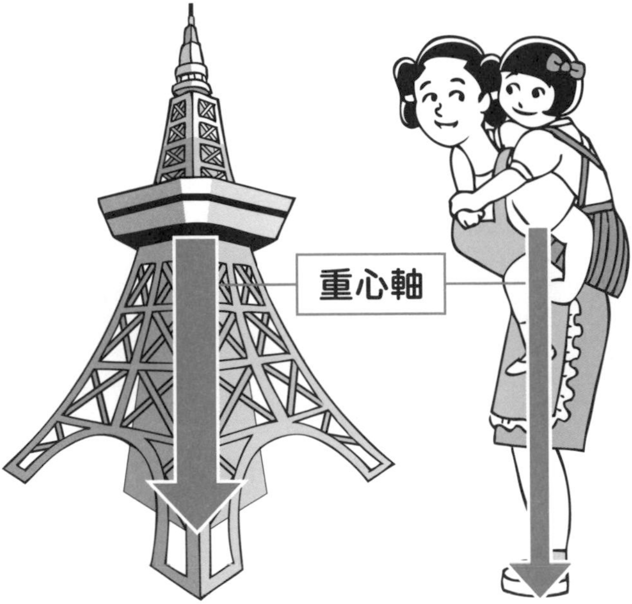

不論是建築或是人類，所有的東西都存在重心軸。

好理解。這個Z字形的姿勢稱為「運動位置（Athletic Position）」，又稱「發力位置（Power Position）」，是大相撲的力士反覆頂推對手，或橄欖球員準備擒抱時會採取的姿勢，也是用力往前跳之前的姿勢。簡言之，可以將它想成是人類準備發揮全力時的姿勢（第24頁中介紹過的預備姿勢，就是為了能順利進入運動姿勢的準備姿勢。）

採取運動姿勢時，重心軸如圖片中的箭頭所示，會從軀幹正中央、大腿正中央、小腿正中央穿過。請想像重心軸是一根貫穿過身體的「竹籤」。從這個姿勢要往前進時，會像第63頁的插圖所示，從與地面接觸的部分（本圖中為左腳）往前方形成一條軸線。相反地，如果身體姿勢像64頁圖片一樣不平衡，就沒有辦法創造出重心軸。大家應該都可以了解，在這種狀態下不但很難迅速轉移到下一個動作，也很難從這樣的姿勢中感受到優雅與年輕。

運動姿勢 ①

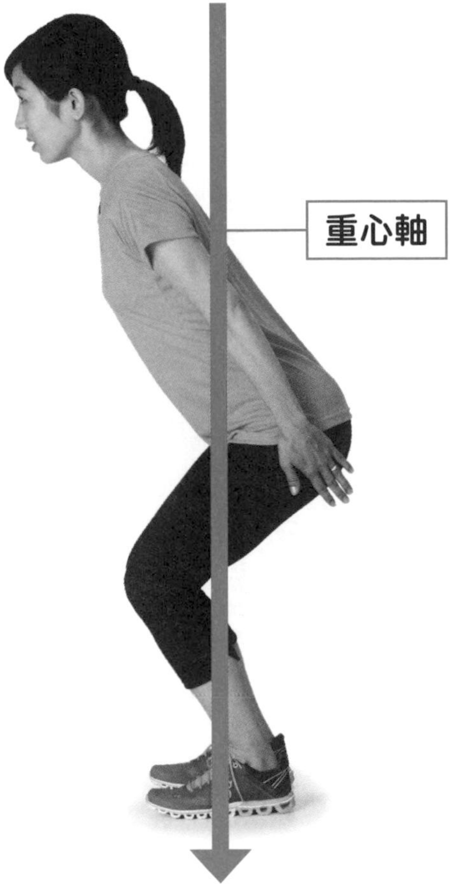

有意識地想像重心軸是一根貫穿身體的細長竹籤。

只要能理解並運用重心軸，就能有效向地面施加壓力，輕鬆轉移重心＝讓重力成為助力，讓舉手投足間充滿優雅。而合理有效率的動作及具功能性的姿勢，則會讓你感覺更美麗、更年輕，就如同先前再三提過的。本書的目標「良好的姿勢」是預備姿勢（運動姿勢）的延伸，而能夠帶領我們最快抵達目的地的方法，就是「踮腳尖站立」。

關鍵在這裡
POINT!

- 只要理解「重心軸」，就能讓動作更有效率
- 「良好的姿勢」是延伸自運動姿勢

運動姿勢 ②

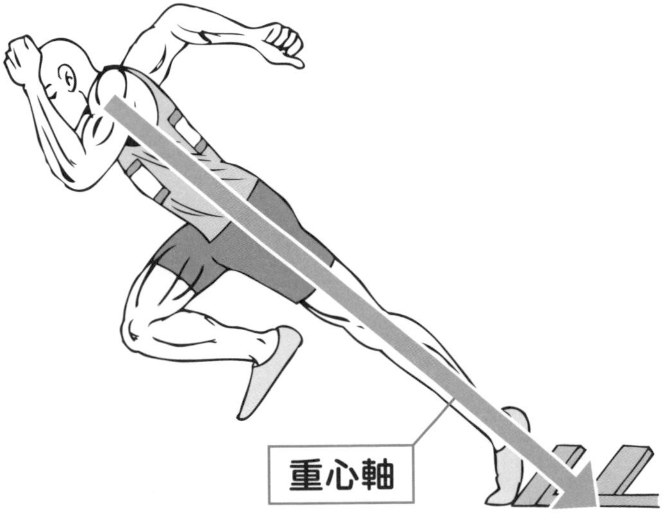

重心軸會出現在前進的方向上。

無法建立重心軸的範例

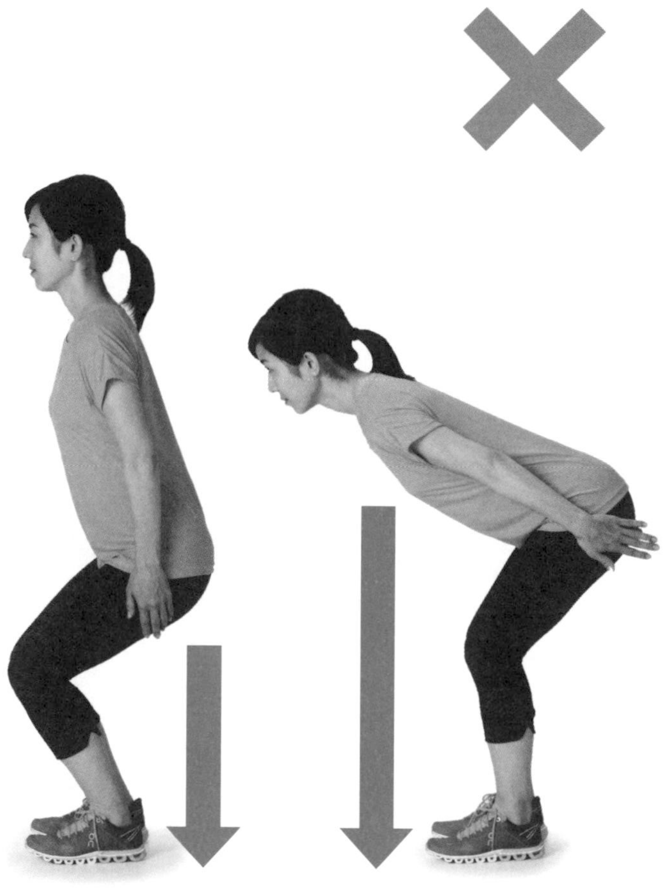

導致膝蓋痛的犯人就是這兩個關節

某次，一位高中籃球選手來到 FootTrainers 店裡。他是一位技術水準足以參加全國大賽的選手，但從國中時就開始有膝蓋痛的情形，只要輕輕屈膝左膝蓋就會產生強烈疼痛。醫生曾告知他只能動手術，但我看了他使用身體的方式之後，發現他習慣不用髖關節，而是靠過度彎曲膝蓋維持在低姿勢。再加上腳踝僵硬，所以很難蹲得太深。

當運動選手主訴膝蓋骨附近疼痛時，如果沒有明顯外傷，通常我會思考是否為姿勢不良或是身體的使用方式導致的問題。膝蓋如果出問題，常見原因就是

採低姿勢卻沒有使用髖關節的範例

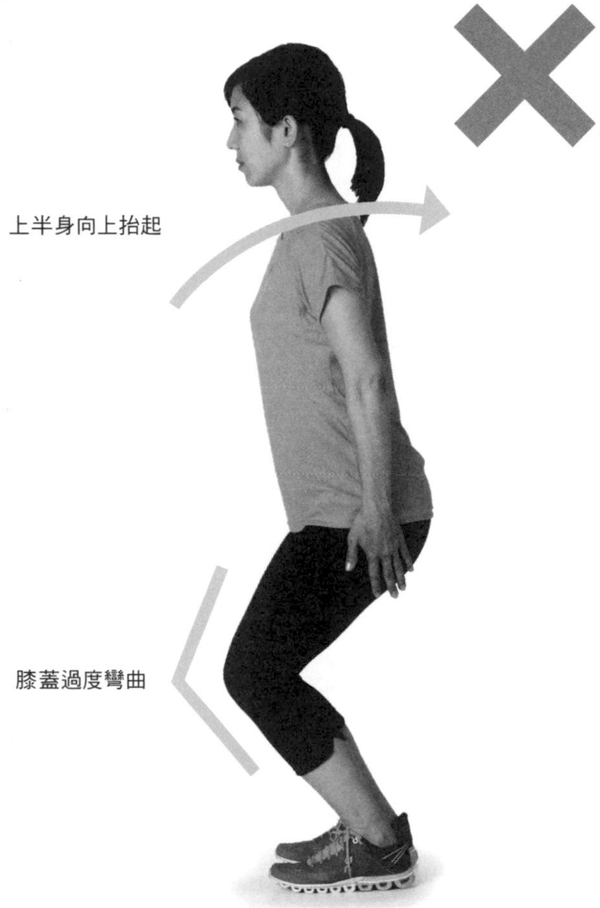

一旦習慣採低姿勢卻沒有使用髖關節，就會對膝蓋造成過度負擔。

過度使用大腿前側的肌肉，造成膝蓋上的肌肉張力過大，膝蓋骨往身體方向擠壓而導致疼痛。當身體重心太偏後方，就會使用到大腿前側的肌肉來支撐上半身。所以一旦像圖片那樣**採低姿勢卻幾乎沒有用到髖關節，就會容易過度使用大腿前側**。如果像這位高中生，髖關節和踝關節這兩大關節都沒有正常運作的話，位於其間的膝關節就容易發出求救訊號。

在這位高中生的案例中，在製作讓腳踝可以輕鬆彎曲的新鞋墊，加上學會如何採取發力位置確實屈曲髖關節之後，他長久以來疼痛不斷的狀況瞬間就消失了。在那之後，他落實正確的身體使用方式，不但重回球場，而且再也不為膝蓋疼痛所苦。

即使是日常生活，當重心落在後方走路或微微往下蹲時，如果沒有屈曲髖關節，就容易造成大腿前側的肌肉過度負荷。膝蓋慢性疼痛的人應該檢視一下自己有沒有確實使用髖關節與踝關節這兩個上下包挾膝蓋的關節。

關鍵在這裡 POINT!

● 膝蓋痛的原因經常在於髖關節和踝關節

「踮腳尖」可以戲劇性改變姿勢

接下來，終於要開始說明打造重心軸、帶領我們邁向優雅姿勢所需的「踮腳尖」了。

支撐人體本身重量的腳底，其接觸地面的面積成人男性平均約是25公分×7～10公分左右。腳底的哪一個部分承受體重，也就是重心軸從哪個方向來，會大幅改變人的姿勢。重心如果極端向前傾，會變成快要跌倒的姿勢；如果太偏後，又會容易造成駝背。

縮小與地面接觸面積的「踮腳尖」

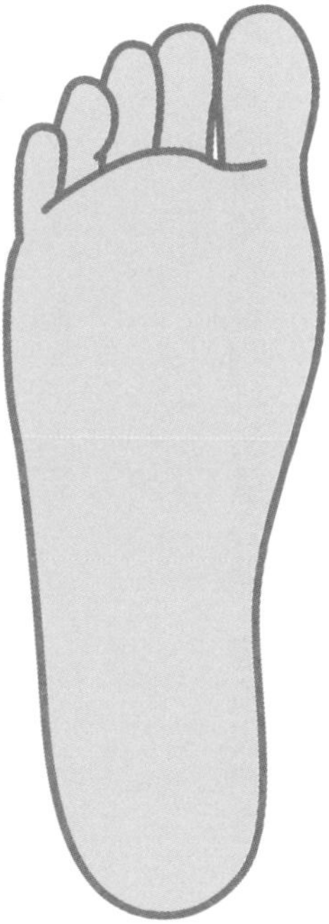

平常站立時承受體重的範圍

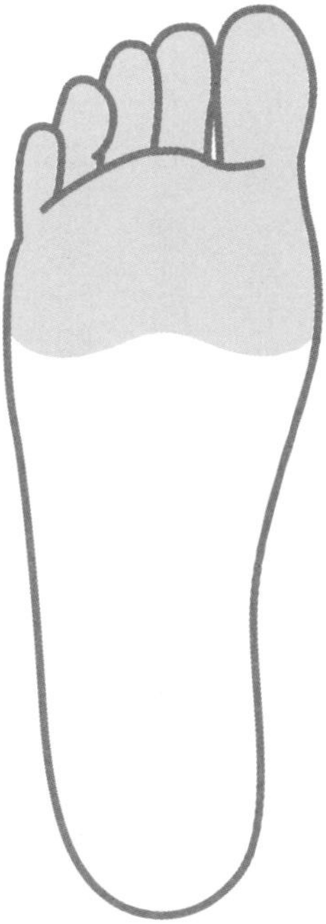

踮腳尖時承受體重的範圍

利用踮腳尖縮小與地面接觸的面積，會更容易找出重心軸。

腳底的面積就像大樓的地基，功能在於提供一定的容許範圍以保持平衡，就算大樓的高樓層（以人類來說就是軀幹和頭部）產生搖晃，也不會輕易倒塌。

例如腳底只有高蹺底部大小的空間可以站的話，如果不站在正確的位置上，就沒有辦法讓我們按照自己所想的站著。不過因為實際上腳底還有一定程度的面積，所以多少能夠幫我們吸收姿勢的歪斜或不平衡。

不過反過來想，就是因為腳底還有一定的面積，所以即使腳踝以上的姿勢產生歪斜，身體也會不自覺容許這樣的歪斜。因此如同踩高蹺的原理，「踮腳尖」就是透過刻意限制承載重量的範圍，打造正確重心軸線的方法。

接著我們打開雙腳與腰部同寬，試著踮腳尖吧。雖然說是踮腳尖，但並不是

不會對小腿造成負擔的踮腳尖站立方式

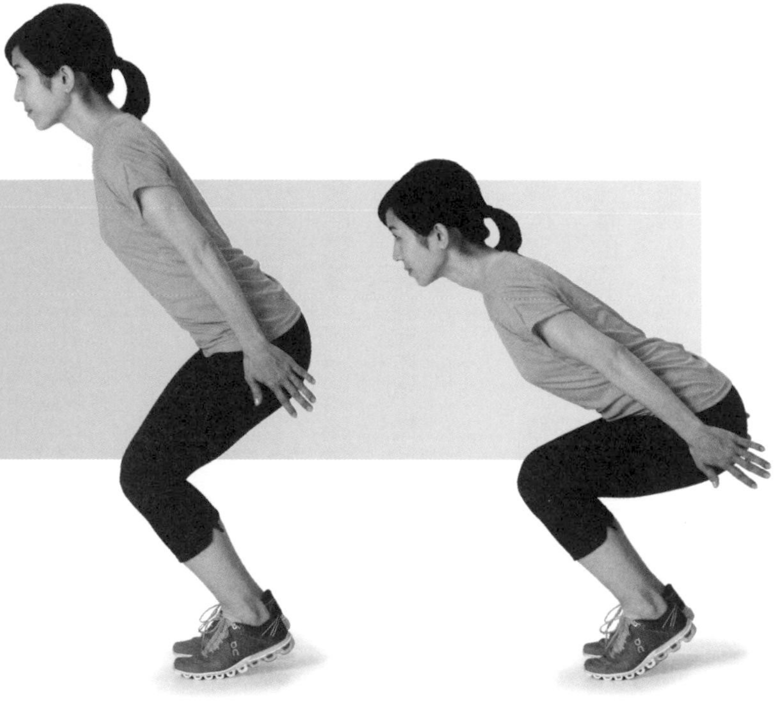

先採取低姿勢再將身體往上抬起

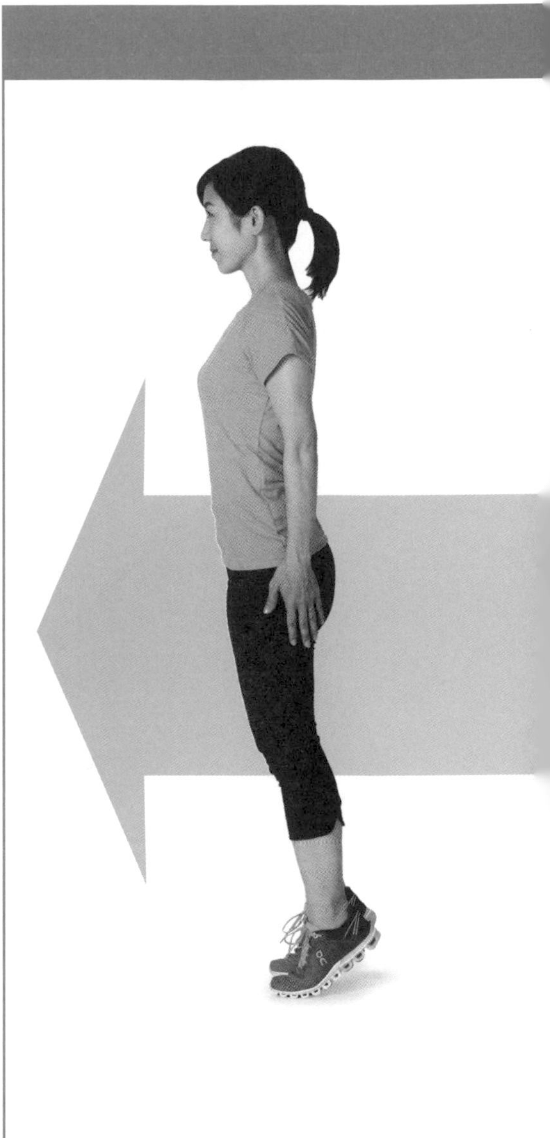

像芭蕾舞者那樣以硬鞋的前端站立，而是彎曲腳趾頭的關節抬起腳跟，以這種姿勢站著就足夠了。這時候先採取低姿勢將腳跟往上推，就可以抬起自己的體重，又不至於對小腿造成太大的負擔。

踮腳尖深蹲

① 踮腳尖

② 踮著腳尖採取低姿勢

③ 慢慢地站起身

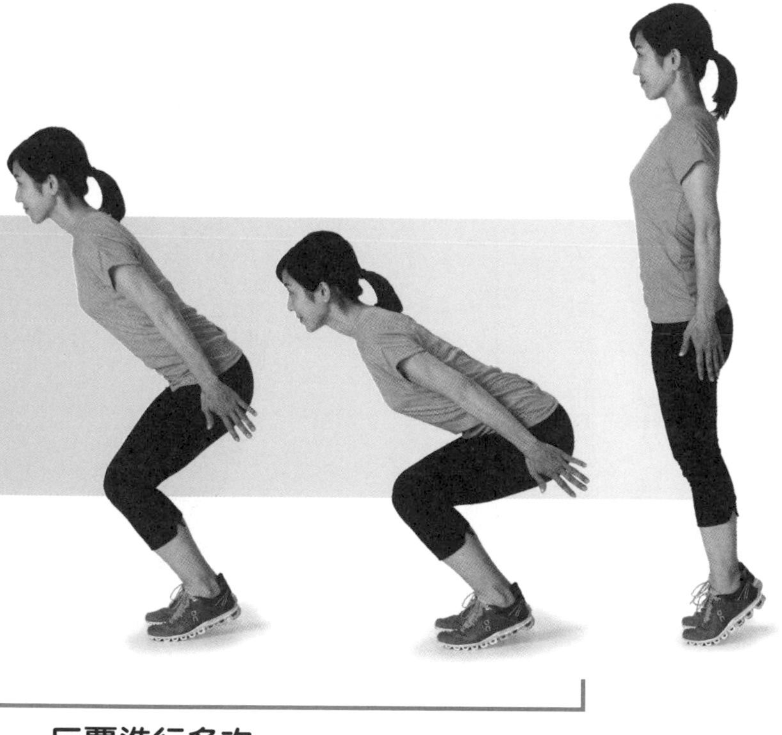

反覆進行多次

⑤ 輕輕地放下腳跟

④ 回到踮腳尖的站姿

打造實用且年輕的姿勢！

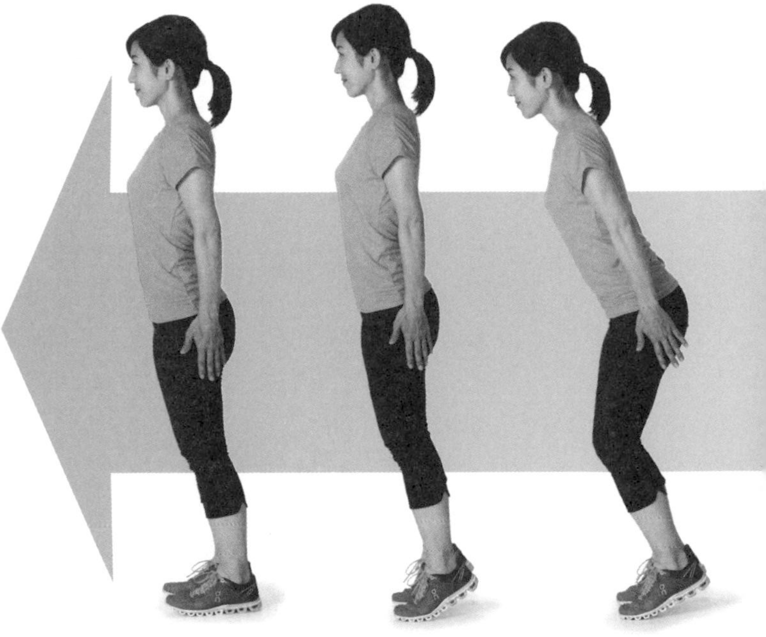

同第70頁的插畫，踮腳尖站立之後，原本由整個腳底承受的重量，會變成集中在以大拇指下方腳球為中心的狹窄範圍內。只要身體稍微有一點不平衡，就會無法維持姿勢。剛開始可能會搖搖晃晃，或是小腿緊繃，但請大家記住用腳底與地面狹窄的接觸面積托住體重的感覺。

之後保持踮腳尖，以深蹲的概念反覆進行起身蹲下的動作。

這時的重點在於：**去想像當你從站立姿勢往低姿勢移動時，將你全身體重百分之百、毫無保留地放在腳底接觸地面的部分**；相反地，從低姿勢往高姿勢移動時，不要想都不想就快速起身，**而是以接觸地面的腳底部分往下推著地面站起來**，這樣更好掌握到單純站著時難以覺察的「向下推地面」的感覺。這時候，請有意識地覺察從與地面接觸的腳底穿過小腿正中央、大腿正中央、軀幹正中央的「竹籤」，也就是重心軸的存在。

推著地面站起身之後，請保持意識感受彷彿貫穿身體的重心軸，輕輕地放下腳跟（如果是「砰」地用力放下，給腳跟帶來負擔的話就得不償失了！）腳跟原本就負擔過重的人可能會覺得有一點前傾，不過請回想一下之前說過的，人類的身體「即使是錯誤姿勢，一旦習慣了就會認知為正確姿勢」這句話，只有剛開始的一段時間會覺得正確姿勢好像不太對勁，但這時候你的身體正處於隨時可以移動到任何地方的實用姿勢。這是一項不受時間地點限制、隨時都可以做的運動，因此不論是工作中的片刻休息時間，或是等待紅綠燈的空檔，都請多多實踐，慢慢讓身體抓到正確的感覺。在鏡子前面做，或是以智慧型手機錄影，確認自己的動作也會很有效。

關鍵在這裡 POINT!

● 刻意將自己的體重放在狹小的範圍內以創造「重心軸」

● 利用踮腳尖站立法讓身體記住「良好的姿勢」

COLUMN
專欄2

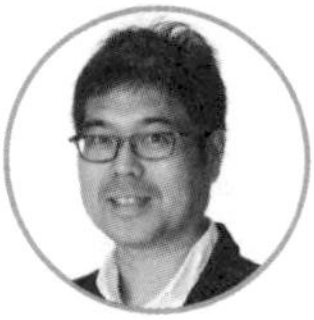

踮腳尖讓你爬樓梯更輕鬆、騎腳踏車速度更快的原因

在踮腳尖做上下運動時，請大家趁身體完全站直之前試著暫停動作看看。像竹籤一樣穿過小腿正中央、大腿正中央、軀幹正中央的重心軸線上，往下沉的體重與下半身將上半身往上抬的力量會相互拮抗。換句話說，就是往上的力量等同於往下的力量，所以動作才能保持靜止。

這時候，承受力量並且反推回去的雙腳會產生硬度與強韌度。這種狀態在訓練的世界裡稱為「剛性」（Stiffness）及「柔軟度」（Tightness）。田賽跳躍項目的選手在用力蹬出步伐時，繃緊腳踝或腳掌以減少力量損耗的技巧，就是一種延伸。

剛性及柔軟度能夠發揮力量的地方並不僅限於運動場合，例如我們在爬樓梯時，在踏上階梯的瞬間會無意識地繃緊腳踝及膝蓋；用力踩腳踏車踏板時也會有相同的情形發生。如果腳踝或膝蓋沒有固定好，爬樓梯時就會腳軟搖搖欲墜，也沒辦法用力踩踏腳踏車踏板在斜坡上前進。只要應用踮腳尖站立法練習繃緊關節的方式，就能讓使用到剛性及柔軟度的日常動作變得越來越輕鬆。

第3章

徹底改變你的姿勢，世界最快速姿勢改善法

從「身體排列」思考，徹底改變你的姿勢

前面兩章都在介紹如果想擁有正確姿勢，活用「踮腳尖」找出重心軸有多麼重要。其實「踮腳尖」是我經營的FootTrainers所舉辦的「身體排列訓練（Alignment Training）」項目之一。

「Alignment」有「排列」、「列隊」、「使……呈一直線」的意思。也許大家很少聽到這個詞，不過這個詞經常用於汽車用品店，例如「檢查汽車輪胎的排列」這樣的用法。

汽車輪胎會以軸承為中心轉動，但是當輪胎和輪框排列不正時，行車表現及耗油量就會變差。排列偏差越大，越可能造成輪胎位移產生磨損、無法直線前進，甚或脫離輪框造成危險。汽車用品店的廣告文宣中會將調整輪胎排列形容為「車輛的骨骼矯正」，放到人體上來看也是完全相同的思考方式。**骨骼和肌肉的配置等身體排列一旦出現歪斜，就可能無法順利做出日常動作、發生疼痛，或是出現各種不舒服的症狀。**

我們 FootTrainers 奉行的「身體排列訓練」，目標在於透過正確的排列，以理想的方式使用身體；同時教授學員如何藉由自我保健，改善妨礙做出正確姿勢及動作的身體問題，這是一種全新思考方式的訓練。

以正確的姿勢站立、走路、跳躍、採取低姿勢、改變身體的方向等，是所有人類活動的基本動作，**做到這點原本是件非常理所當然的事**。然而，很多人因為「自然習得的動作」或是「自然養成的身體壞習慣」等原因，導致做不到原本應該可以做到的事，而身體排列訓練可說就是用來檢視、修正這些壞習慣的方法。

這個方法不屬於以治療受傷為目的的醫療範疇，也不屬於以傷後恢復功能為主的復健或運動訓練，更不是著眼於提升肌力、心肺功能、爆發力或速度等體能訓練的領域，這是一種新的預防醫學概念，預防受傷以及與預防相關的指導，就結果而言可以達到提升整體表現的目標。

不是只有從事運動的人才需要重視身體排列是否正確，透過身體排列訓練，可以了解自己的身體為什麼不能做到理想中的正確動作並解決問題，這對維持健康的日常生活以及打造年輕有活力的姿勢都非常重要。

關鍵在這裡 POINT!

- 「排列」若不正確，不論是車子或是身體都會產生各種問題
- 身體排列訓練是可以同時預防受傷以及提升表現的方法

身體排列訓練 實踐篇

接下來，要開始介紹 FootTrainers 身體力行的「世界最快速姿勢改善法」：身體排列訓練。第二章中介紹的以「踮起的腳尖」為中心鞏固重心軸的方式，是改善姿勢的基礎，也是最快的方式。而接下來要介紹的內容則是「踮腳尖」的變化型與應用篇。這些都是只要一小塊空間就可以輕鬆做到的動作，不管是在家裡或辦公室，大家不妨稍有空檔就試試看，只要持續努力不懈，**不僅可以改善姿勢，就連坐著、走路、站立等日常動作都可以感覺輕鬆許多**。而身體排列訓練的目標除了找出重心軸，還有學會讓肩膀與髖關節的連線平行於膝蓋與腳踝連線的Z字形姿勢，抬高這個Z字形的姿勢之後，就可以達到理想中的「良好姿勢」。

那麼首先，我們就從複習基本的墊腳尖開始吧。

超入門篇① 基本的踮腳尖深蹲

先採取低姿勢，再利用下半身的抬升裝置完成踮腳尖站立，之後保持踮腳尖重複幾次深蹲。進行這套動作時可以像第74～75頁那樣穿著鞋子，或是赤腳做也沒關係。

這時候不要放下腳跟，要努力保持在踮腳尖的姿勢。會忍不住放下腳跟或是身體搖搖晃晃無法穩定的人，很可能是平常重心偏向腳跟、後側負擔較大，請專心將意識集中在腳尖與地板接觸的面積上。如果還是覺得很困難，不妨在做動作時輕輕扶著椅子等物品，等到習慣之後再慢慢放手。

踮腳尖深蹲

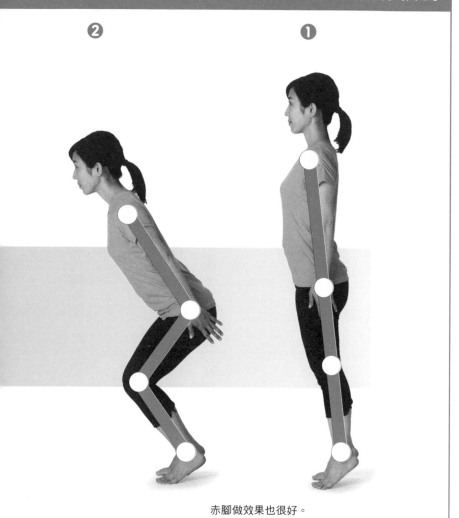

❷ ❶

赤腳做效果也很好。

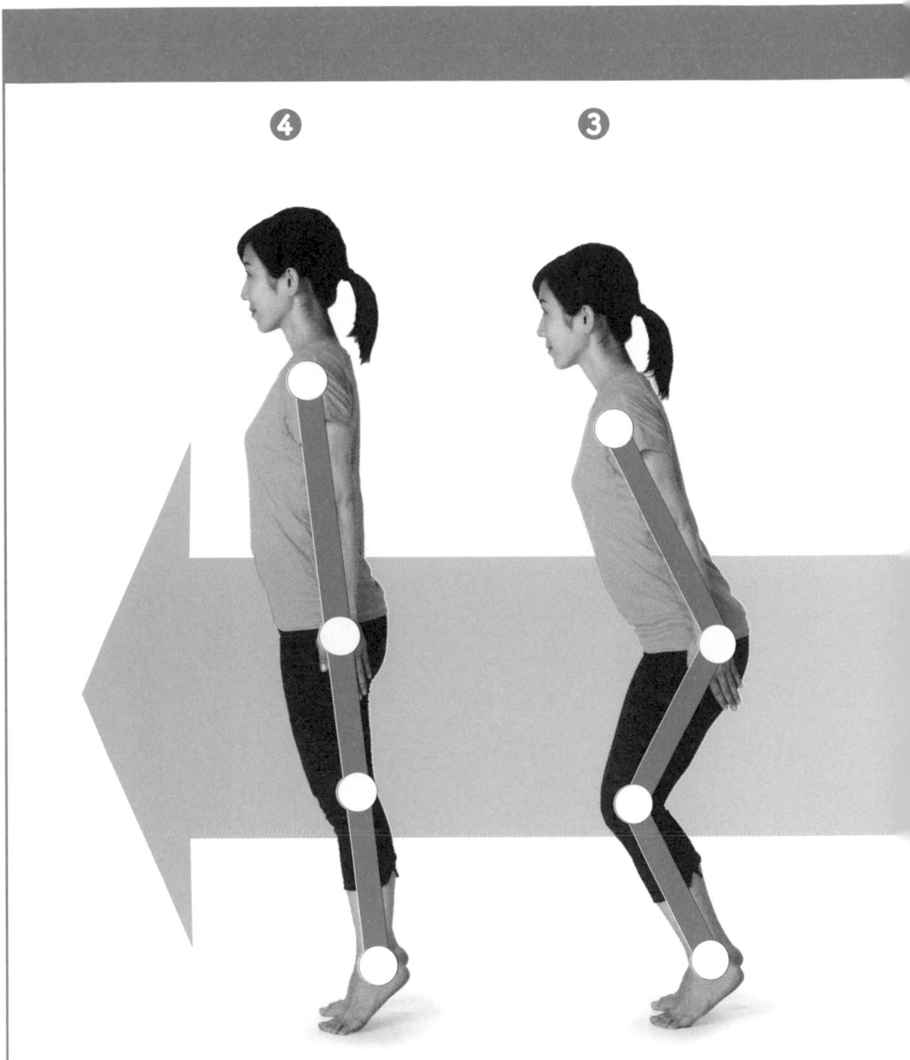

進行②～③的動作時，請照鏡子確認自己是否有保持肩膀與髖關節的連線平行於膝蓋與腳踝連線的 Z 字形姿勢。

剛開始做時稍微做得快一點，會比起慢慢起身蹲下更容易保持平衡，也比較容易穩定重心軸。

容我再提一次，踮腳尖深蹲的用意在於將全身重量放在比平常還要狹小的範圍內，刻意創造不穩定的狀態，讓重心軸變得狹窄細長，以便更容易意識到它的存在。

超入門篇②
利用踮腳尖深蹲找出你身體的問題點

有些人在踮腳尖深蹲時會自然恢復到某種程度的良好姿勢，但也有很多人會出現一直以來的生活習慣造成的壞毛病。在踮腳尖深蹲時姿勢會出現問題的人大致上可以分為兩種類型，但不管是哪種，大部分都是髖關節的動作有問題。大家可以利用手機錄影等方式檢查一下自己深蹲時的姿勢，只要找出原因加以改善，每個人都可以恢復為天生的良好姿勢，請各位放心。

NG範例① 沒有使用髖關節

髖關節沒有屈曲

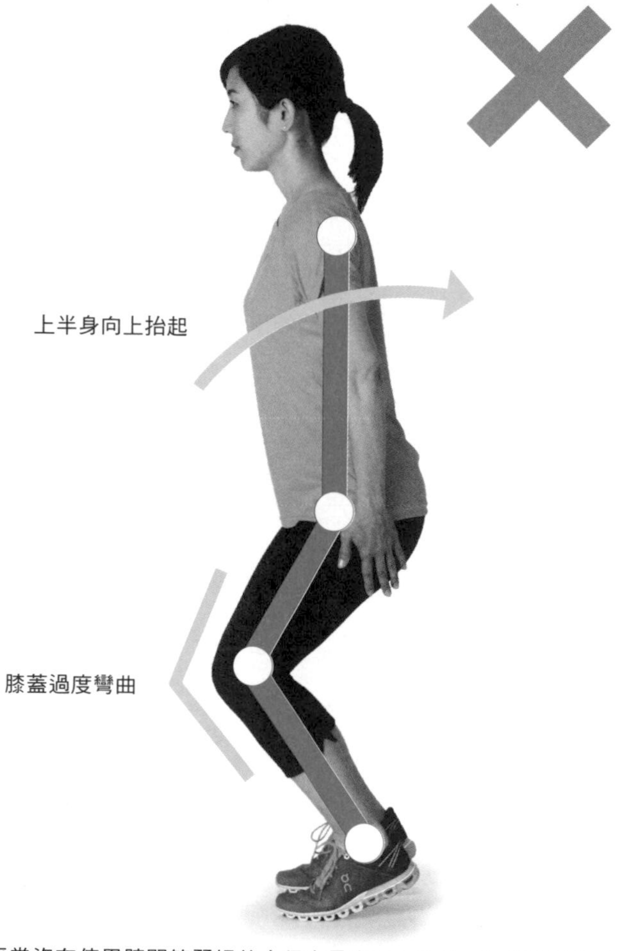

平常沒有使用髖關節習慣的人很容易直立上半身。肩膀與髖關節的連線也沒有平行於膝蓋與腳踝的連線。

如果沒有彎曲髖關節就踮腳尖深蹲，就會過度彎曲膝蓋和腳踝。平常生活中幾乎沒有使用髖關節習慣的人，在剛開始做踮腳尖深蹲採取低姿勢時，就會容易像圖片那樣變成上半身直立的狀態。這類型的人很有可能過度使用膝蓋，導致膝蓋容易疼痛；在蹲下或前彎等低姿勢時，也習慣以大腿前側肌肉支撐，因此有許多人會感到大腿容易痠痛。

NG範例② 過度使用髖關節

這類型的人則剛好相反，會因為過度屈曲髖關節，呈現幾乎沒有使用腳踝及膝蓋的狀態。如果過度彎曲髖關節，就會變成腳踝抬起、屁股向後翹的姿勢。這樣的姿勢是因為上半身大幅度向前傾，導致重心往前方移動，所以屁股必須相對向後翹以保持平衡。這類型的人也容易拱腰。

過度屈曲髖關節

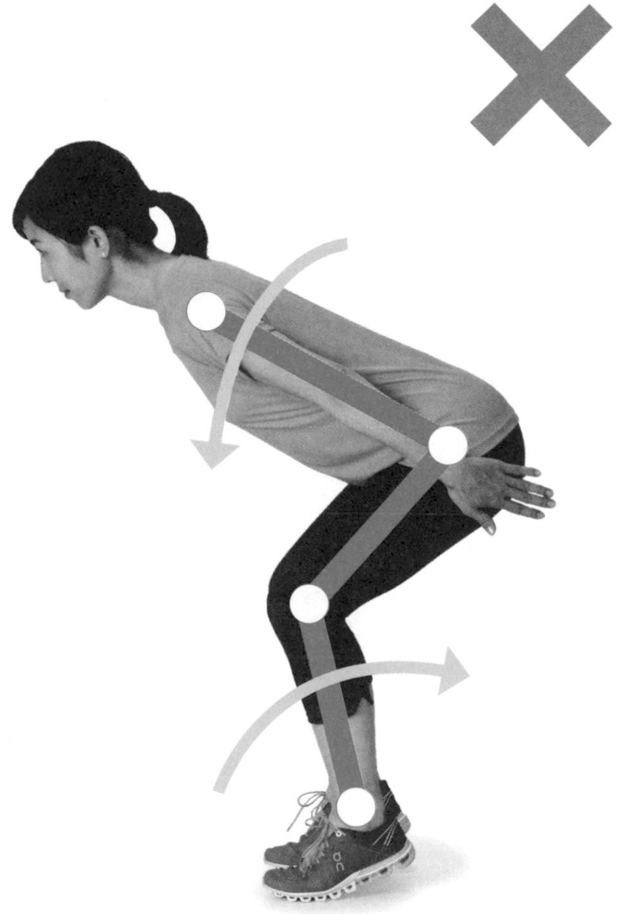

髖關節過度彎曲，因此無法形成 Z 字形姿勢，多見於踝關節僵硬的人身上。

有這些狀況的人，只要在踮腳尖深蹲時將意識放在重心軸上，反覆進行起立蹲下之後就會慢慢改善。另外，接下來要介紹的小碎步及深蹲跳，也可以幫助你有效掌握踩在地面上的感覺。

超入門篇③ 深蹲跳

我們來試試看動態運用髖關節來跳躍吧。雙手插腰，手指輕貼大腿根部，以同樣的角度同時彎曲腳踝、膝蓋、髖關節。如果有確實彎曲髖關節，貼在大腿根部上的指尖就會被夾角夾住。請用指尖感受這種被夾住的感覺，蹲低身體預備再跳起。若有做到同時屈曲、伸展三大關節並正確向下推地面的話，就能用最有效率的方式向正上方跳起。不論姿勢再怎麼差的人，只要想用盡全力往上跳起，就會自然採取合理的姿勢，這也是良好姿勢的基礎。

深蹲跳

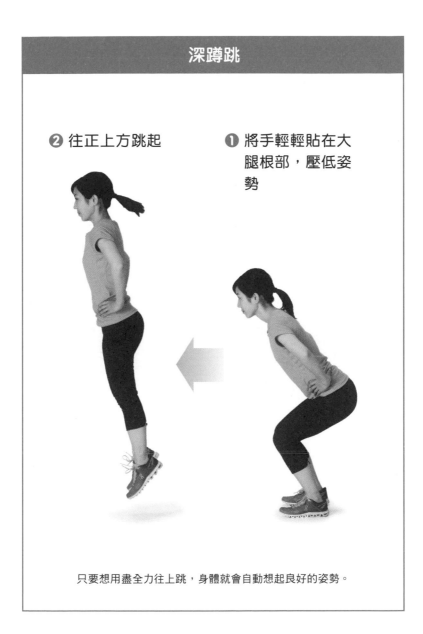

❶ 將手輕輕貼在大腿根部，壓低姿勢

❷ 往正上方跳起

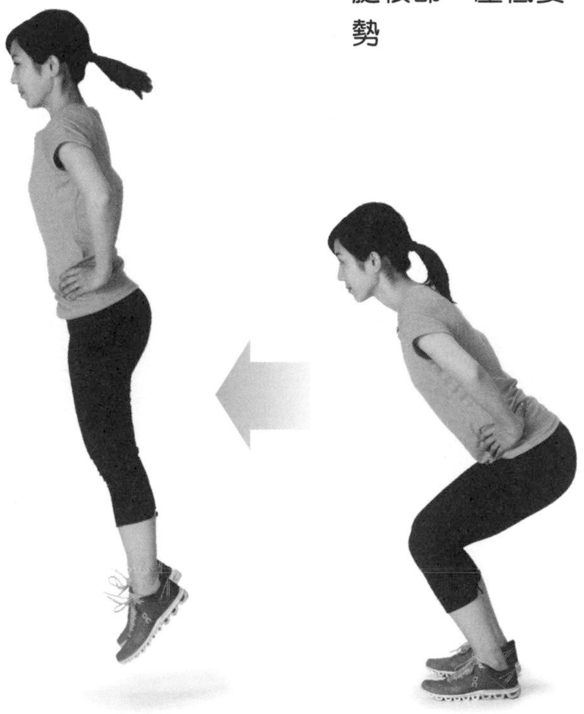

只要想用盡全力往上跳，身體就會自動想起良好的姿勢。

這時如果以慢動作播放腳底離開地面之前的一連串動作，可以發現動作的姿勢和踮著腳尖起身蹲下運動時的姿勢事實上是相同的。髖關節、膝蓋、腳踝在完全伸展的狀態下向地面傳遞力量，到達最高點時的姿勢，就是非常自然又良好的姿勢。

另外，髖關節、膝蓋、腳踝三個關節是否平均運作，對於正確落地非常重要。若能在關節彎曲的狀態下落地，就不會往前或往後失去平衡。如果三個關節失去平衡，落地時可能會向前撲倒，或是由腳跟承受全身重量往後方搖晃。過去不太會意識到腳踝或髖關節而沒有好好使用它們的人，在落地時就容易出現壞習慣。

一開始嘗試時不要跳太高，而是像要確認自己腳下踩的地面一樣跳起來。

超入門篇④ 跳上踏板、跳下踏板

試著以深蹲跳的方式跳上大約一層臺階高度的落差。人在必須跳往高處時會採取低姿勢，使用髖關節的伸展幅度來大幅向上躍進，但如果只是一層臺階高度的低矮踏板或是高低落差，就容易只使用踝關節向上跳。只使用踝關節的跳躍稱為「腳踝跳躍」（Ankle Hop），如果反覆使用這種方式跳躍，就會忘記該如何使用髖關節啟動大肌肉的力量，導致跳躍能力漸漸退化。

這麼一來，即使是日常動作，也會養成採取低姿勢時不彎曲髖關節的壞習慣。

跳上踏板

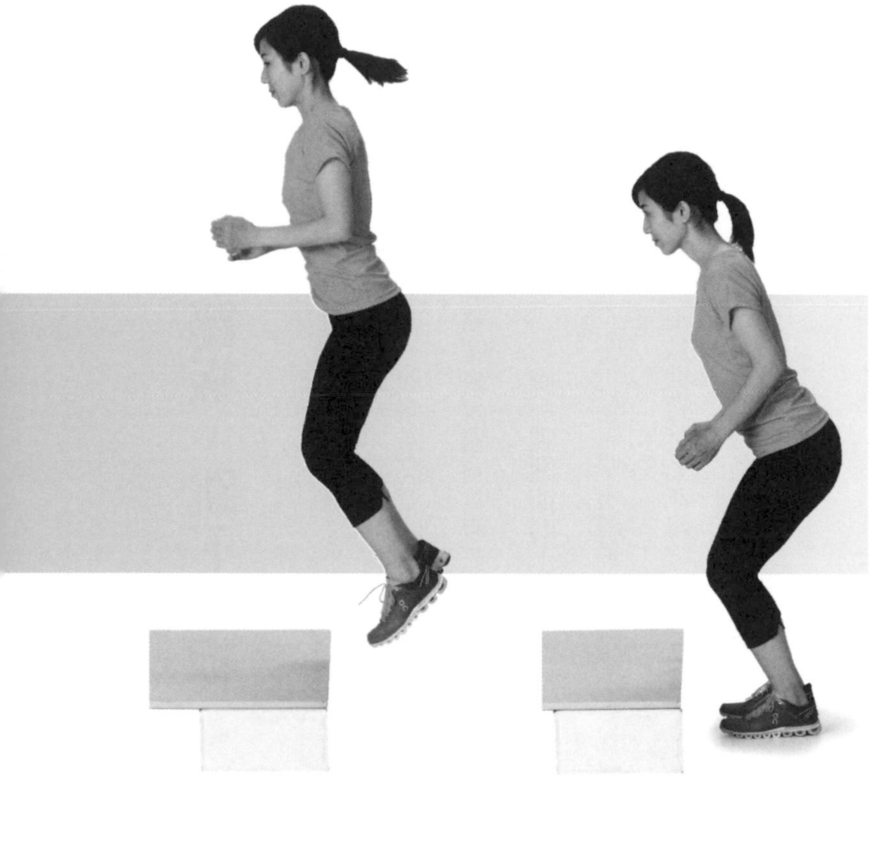

先採取低姿勢再將身體往上抬起。

❸ 運用腳的彈性落地

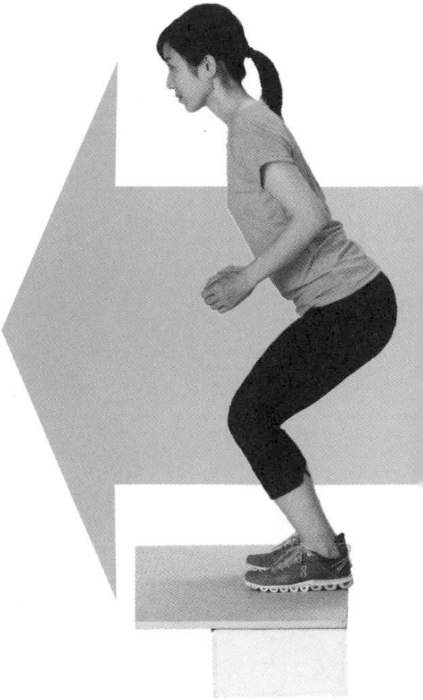

接下來以同樣的方式，從大約臺階高度的踏板上跳下。在這個動作中，重視的是落地時要平均彎曲髖關節、膝蓋及腳踝三個關節，利用腳部彈性吸收落地時的衝擊，穩穩停住身體。

跳下踏板

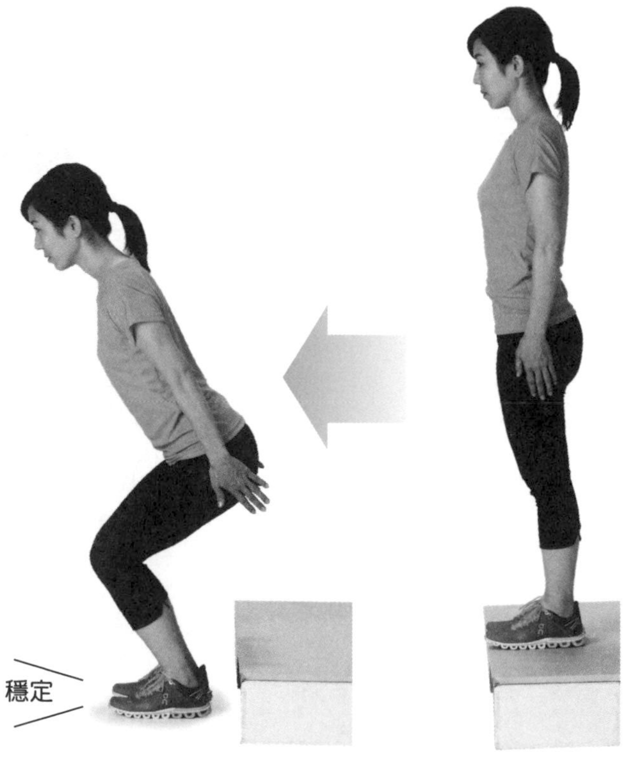

❷ 利用腳部的彈性落地

❶ 站在踏板邊緣

讓姿勢自動變好① 單腳站立與單腳跳

單腳站立或是像跳房子那樣單腳跳，也能幫助我們打造正確的重心軸。如果身體沒有一條軸線，就不可能做出單腳站立或是單腳穩穩踩著地面跳躍這類的動作，因此**大部分時候身體都能自動創造出一條軸線**。

當然在單腳站立時，因為失去另一隻腳的支撐，整個人因此會變得不穩定；這時候身體會自然尋找穩定的重心位置，停在最容易保持重心的地方（嚴格來說身體不會完全靜止，而是微幅晃動但卻能保持平衡）。從旁觀看的話，這時的狀態會是非常自然的站姿。（第104頁圖片①）

單腳站立及單腳跳

❶ 以單腳自然地站著

❷ 柔軟有彈性地使用腳尖、腳踝和髖關節往上跳

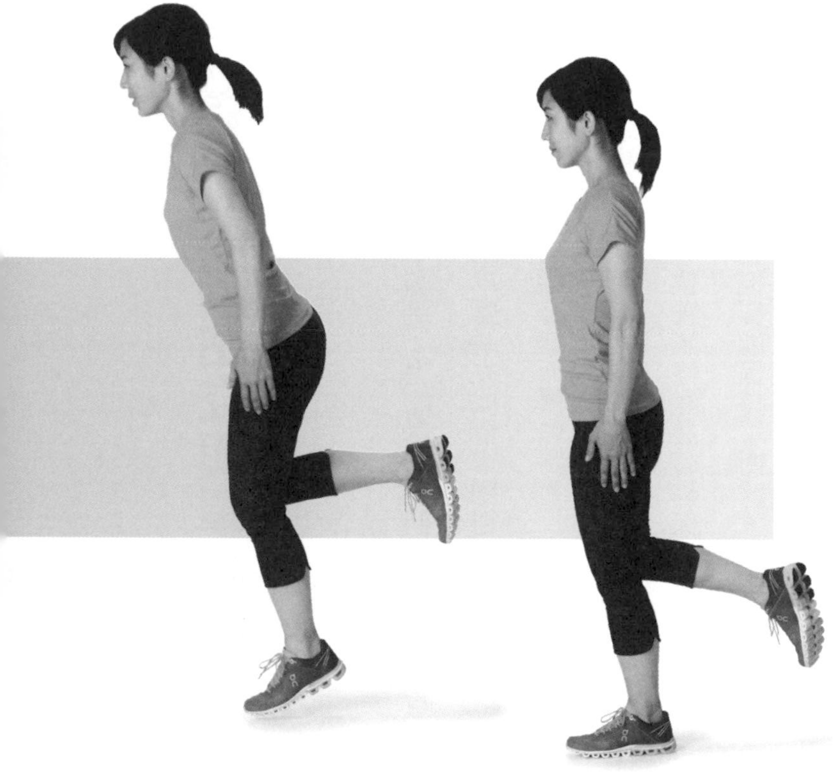

單腳站立和踮腳尖一樣，能讓我們更容易意識到重心軸的存在。

❸ 確實地踩在地面上

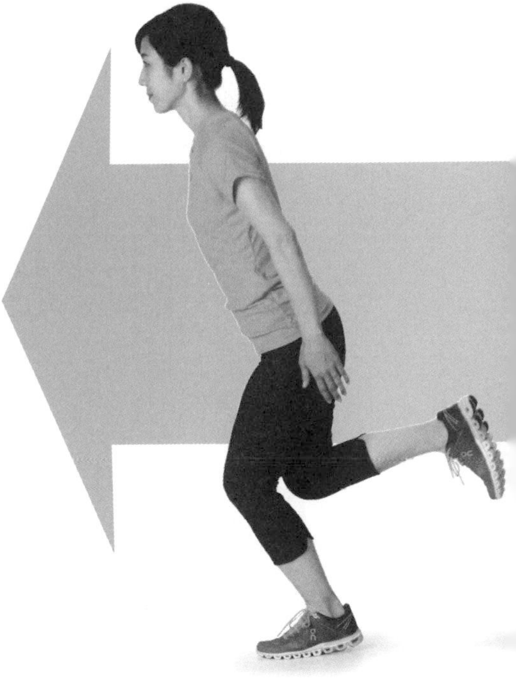

這和踮腳尖的概念相同，是利用單腳站立刻意縮小支撐自身體重的底部面積，好更容易找出重心的方法。

完成單腳站立之後，下一步就是維持這個姿勢跳躍。柔軟有彈性地使用下半身、腳尖和腳踝自然地往上跳，落地時要確實地踩在地面上，利用落地的力量帶動下一次的跳躍進行連續單腳跳。藉由腳尖穩穩踩在地面向下推，在瞬間產生確實的重心軸，以便在正確的軸線上發揮力量。建議透過鏡子確認自己側面的姿勢。

另外，**光只是單腳跳，就能讓身體進入運動姿勢（Z字形姿勢）**。請大家將運動姿勢想成是我們追求的「良好姿勢」的低姿勢版本，慢慢抬高運動姿勢之後就能達到「自然又充滿力道的實用站姿」了。

例如搬重物時蹲低身體的姿勢，也是延伸自運動姿勢。時候必須要用下半身抬起上半身的重量及物品的重量，所以在蹲低時應該要使用到髖關節；但卻有很多人沒有採取正確姿勢而導致閃到腰。**為了讓我們在使用身體時不會產生疼痛，學會運動姿勢是有必要的。**

再補充一點，單腳跳的練習對跑步也非常有幫助。這是因為跑步時的落地就像連續的單腳跳，單腳跳跳得越好，越能夠在跑步時有效減少能量耗損。我在教授跑步姿勢時，比起各種理論，更經常從這個「單腳跳」的動作開始教起。

讓姿勢自動變好② 小碎步

在運動選手的暖身影片裡，經常可以看到他們張開雙腳壓低身體，在原地快速換腳踏步的動作。這個動作稱為「小碎步」（也有人稱為小踏步、腳趾碎步），能夠自動引導出運動姿勢。

稍微張開雙腳以腳尖站立，小幅度且快速地反覆單腳輪流踏步，人體在這個狀態下沒有辦法處於前後不平衡的姿勢。即使一開始身體無法平衡，只要反覆小幅度踏步、單腳輪流踩向地面，就可以自動產生重心軸。大家不妨試試站在鏡子前故意以隨意的姿勢踩小碎步，即使不去特別意識它，身體也會在不知不覺間自

小碎步

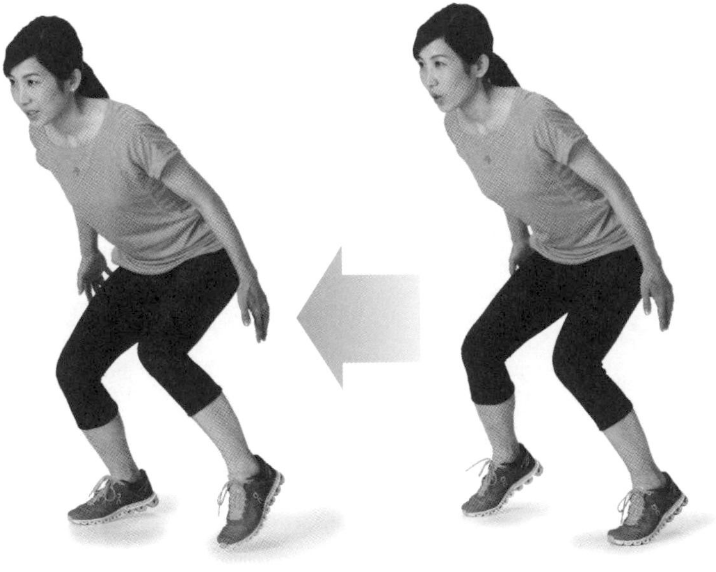

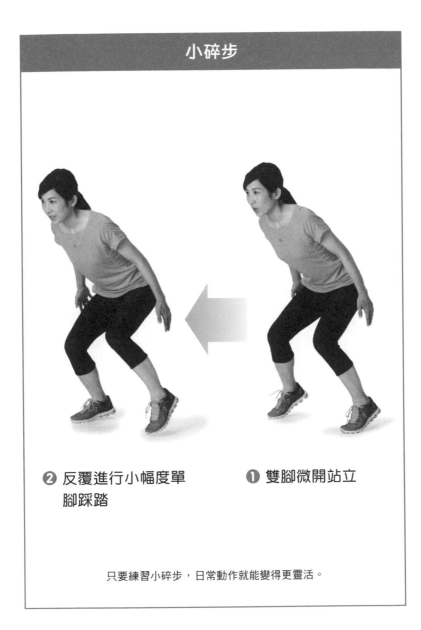

❶ 雙腳微開站立

❷ 反覆進行小幅度單腳踩踏

只要練習小碎步，日常動作就能變得更靈活。

動採取運動姿勢。

足球的守門員在防守十二碼罰球的瞬間，以及網球選手在對方發球時，雙腳都會輕輕跳動，這樣的動作都是為了讓身體自動採取運動姿勢。

輕鬆學會Z字形姿勢① 用力踩球

像是用腳底敲開核果的殼一般，將放在腳邊的球用力踩下去的動作也很有效。如果沒有球，也可以將空鋁罐立起來使用。踩球時並不是將腳抬高狠狠踩下去，而是**將踮腳尖站立時承受體重的部分貼在球上，再一口氣踩下去**。從鏡子裡看這時候的姿勢，可以發現身體為了將全身重量放在球上，會自然地連動髖關節、膝蓋和腳踝，讓上半身的重量可以穩穩地壓在腳底。

觀察這時候的身體排列，可以看到身體呈現Z字形的運動姿勢，我想大家可以再一次了解到「人在打算使出全力時會採取運動姿勢」這件事，將這個狀態向上推升至高姿勢，就會是「良好的姿勢」了。

用力踩球

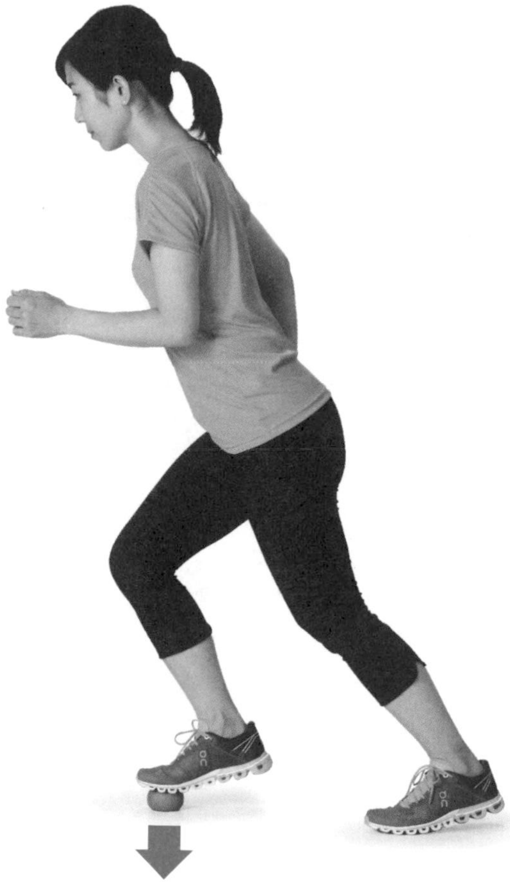

腳貼在球上，一口氣踩下去。

輕鬆學會Z字形姿勢② 上下踏板

上下踏板的訓練非常簡單，但卻是非常有效的姿勢訓練，首先單腳踩在約臺階高度的踏板上（也可以直接利用樓梯臺階，只要小心周圍即可）。

萬一腳跟突出踏板，一旦失去平衡會非常危險，所以請先確定踩在踏板上的腳的位置足以支撐全身重量，這時請確認髖關節、膝蓋和腳踝呈現Z字形，確認好了以後，慢慢地伸直踩在踏板上、呈Z字形的那隻腳，來到單腳站立在踏板上的姿勢。等到單腳在踏板上站好之後，另一隻腳跟著踩上踏板，這時候要將意識放在踏出去的那隻腳是否穩穩地踩在踏板上，感覺將上半身沿著重心軸往上抬起。

上下踏板

❶ 以Z字形的姿勢
單腳踩上踏板

❷ 慢慢伸直踩在踏
板上的那隻腳

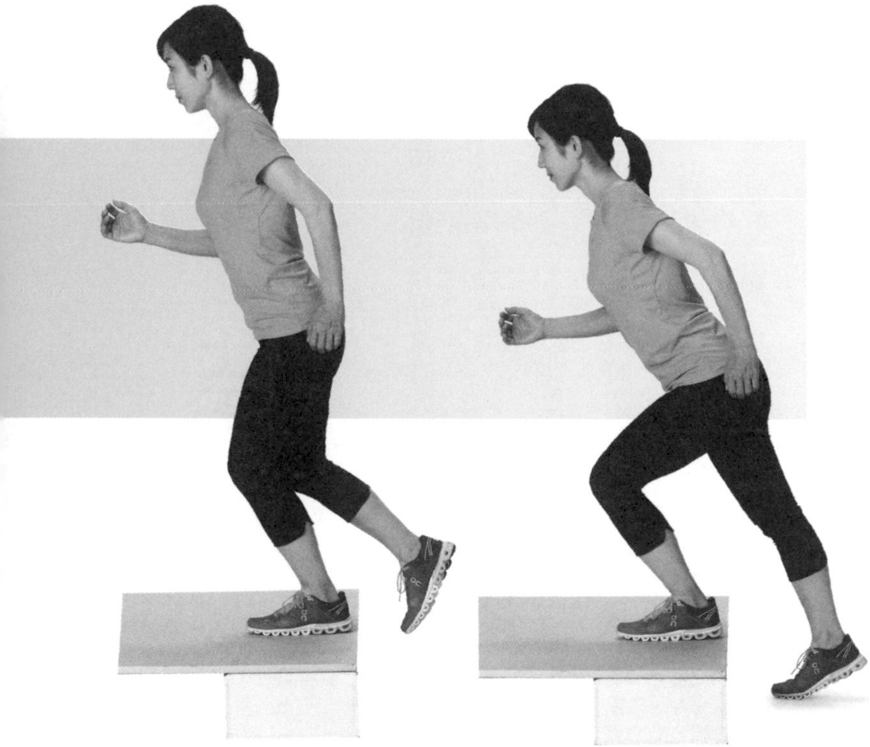

訣竅在於上下踏板時感受沿著重心軸移動的感覺。

❹ 另一隻腳跟著踩上踏板站立

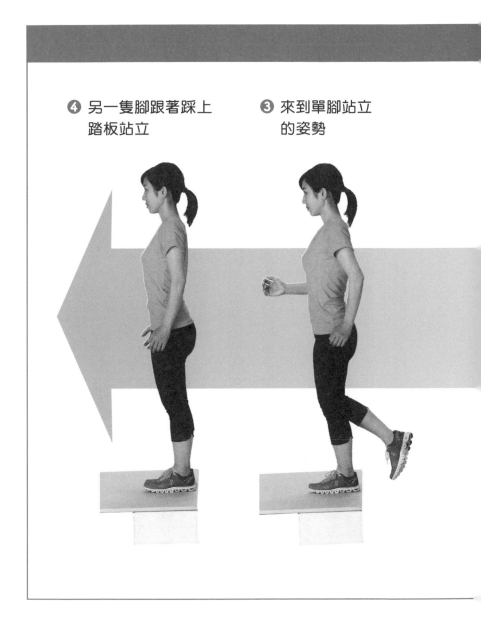

❸ 來到單腳站立的姿勢

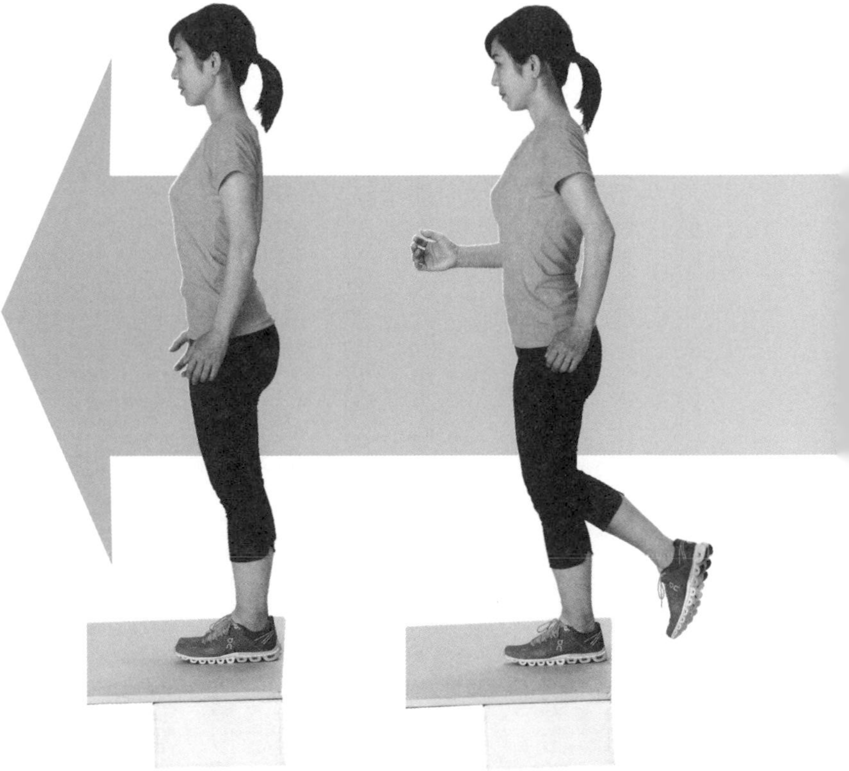

這個動作和踮腳尖深蹲一樣，可以事先創造出重心軸，再沿著軸線前後移動體重，因此踏板上的站立姿是非常實用的姿勢。

接下來是倒著從踏板上下來，這時請大家將目標放在做出像是倒帶版的踩上踏板的動作。首先將最後踩上踏板的那隻腳往下踩，這時候為了不要改變前腳的重心軸，請平均使用髖關節、膝蓋和腳踝，慢慢地壓低身體。

很多人會在這個過程中因為沒有連動髖關節、膝蓋和腳踝，而是多用了某一處關節，導致留在踏板上的那隻腳失去前後平衡而失敗。

當我們處於低姿勢時（半蹲時），比較容易意識到三個關節的彎曲，但在高姿勢時（接近站立姿時）卻很難掌握關節的動作。因此常見從低姿勢往高姿勢移動踩上踏板時可以正確動作的髖關節，到了踩下踏板時卻不動了，所以請大家多注意這點，利用鏡子等物品輔助，在做動作的同時進行確認。

學會上下踏板的正確動作之後，拉長時間，以上去五秒、下來五秒的速度，正確且緩慢地做動作會更有效果。

用正確姿勢輕鬆走路① 單腳站立前後擺動

從這一節開始，要介紹如何應用之前學到的實用姿勢進行其他練習，以達到正確的走路方式。合理又有效率的走路方式會讓你日常動作的舉手投足越來越優美。

扶著椅子或扶手單腳站立，髖關節、膝蓋和腳踝平均彎曲採低姿勢，而另一隻腳的膝蓋和腳踝彎曲90度，想像有一條軸線穿過髖關節、前後擺動該隻腳。

在這個身體排列訓練中要注意的是，踩在地上的支撐腳的Z字形姿勢（運動姿勢）有沒有跑掉，以及另一隻腳像鐘擺一樣擺動時身體不能跟著一起前後搖晃，常見的錯誤方式中就有骨盆被擺動的那隻腳帶著一起前後晃動。

單腳站立前後擺動

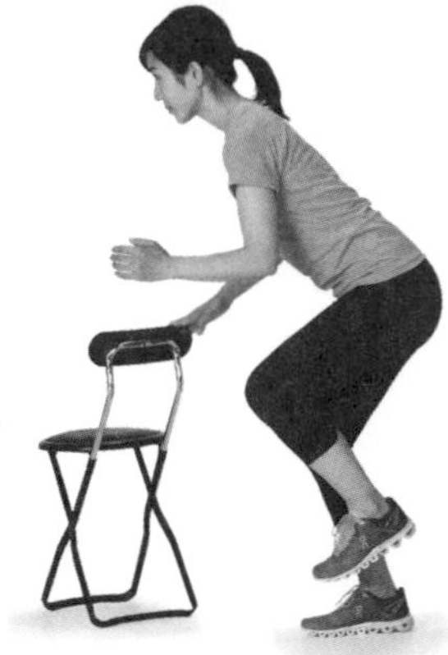

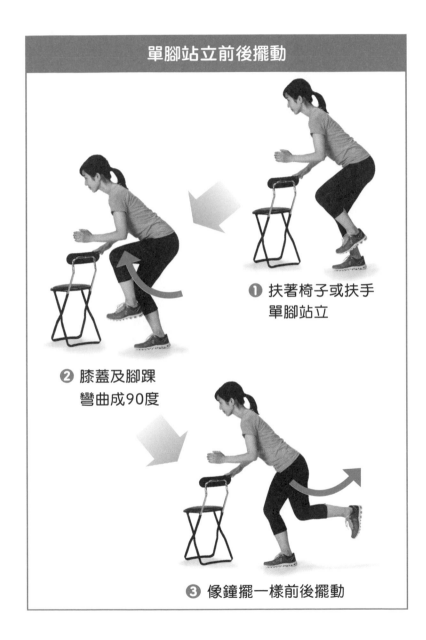

❶ 扶著椅子或扶手
單腳站立

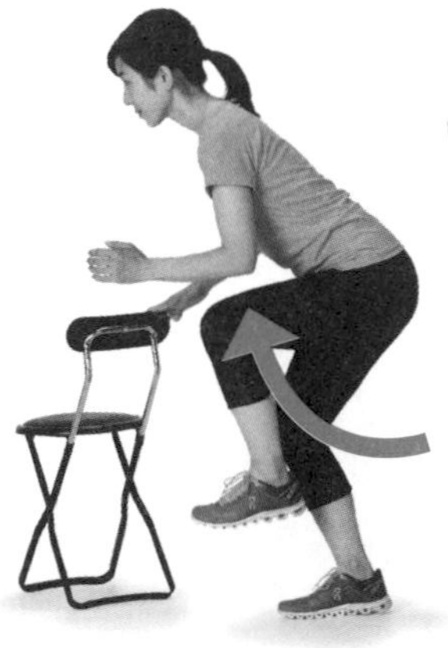

❷ 膝蓋及腳踝
彎曲成90度

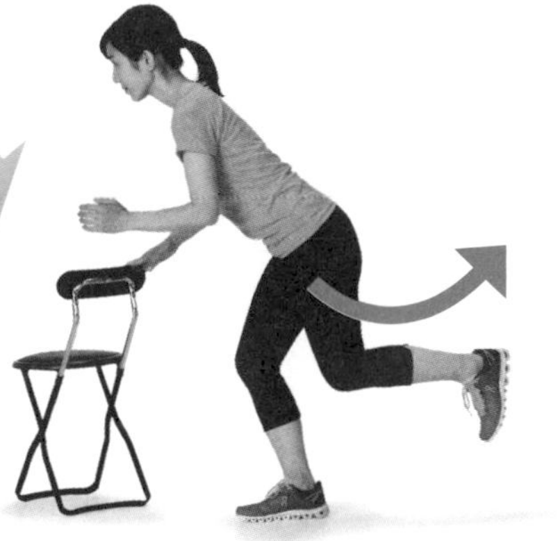

❸ 像鐘擺一樣前後擺動

為了有效學好這個動作，擺動的那隻腳的膝蓋和腳踝要確實彎曲成90度，並想像擺動的髖關節上有橫軸穿過。

學好這個動作之後，腳部與胴體（身體軀幹）就可以從髖關節處分離使用，髖關節的可動範圍因此變大，在步行時也會產生推動力。

用正確姿勢輕鬆走路②
低姿勢緩步走路

低姿勢走路如同字面所述，是以壓低身體的姿勢走路，也是剛剛的單腳擺動的應用。首先從單腳擺動的動作開始，練習在不要扶任何扶手的狀態下擺動，這時候為了保持平衡，手臂可以彎曲成直角跟著前後擺動。

單腳可以順利擺動之後，就試著維持低姿勢向前走路。接觸地面的那隻腳要維持在腳踝、膝蓋和髖關節平均彎曲的運動姿勢上，踏出步伐時不要晃動骨盆。保持兩隻腳輪流單腳站立的狀態往前走，並不時穿插向後走，像影片倒帶一樣，往前踏出腳步之後就退回來，或是重複幾次單腳前後擺動也都很有效。

低姿勢緩步走路

❶ 保持低姿勢，手臂彎曲呈直角狀向前邁出步伐

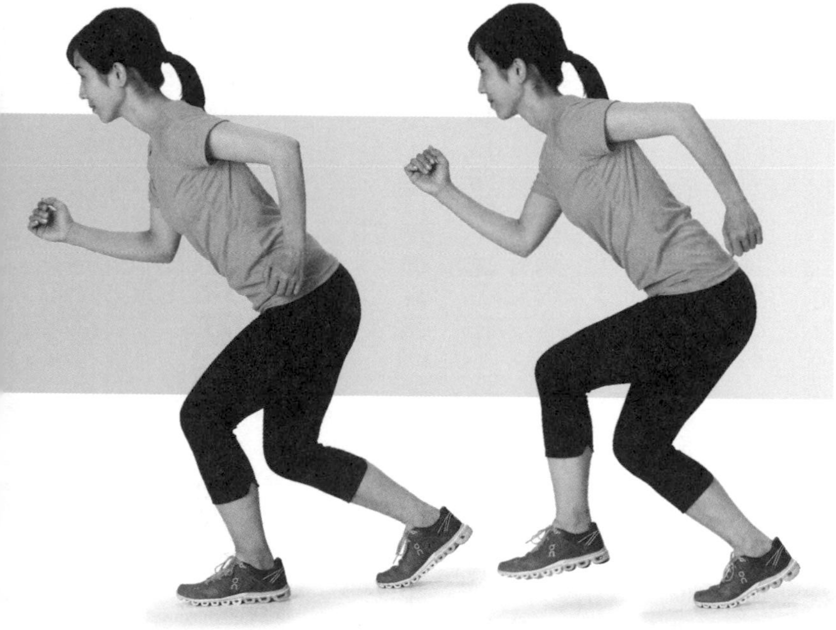

能夠以低姿勢正確走路之後，走路方式就會顯得更優美。

❷ 維持兩隻腳輪流單腳站立的狀態走路

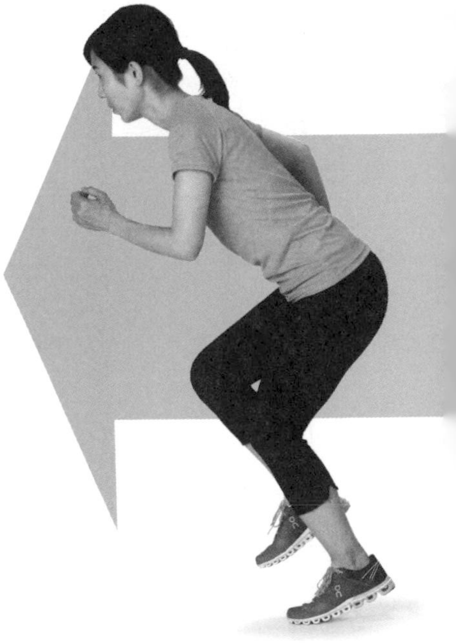

熟悉這個動作之後，就可以分開腳部與軀幹，感受到走路這項動作中的重心移動。

採低姿勢走路可以幫助你習慣使用髖關節彎曲身體的動作。如同正確的低姿勢可以引導出理想的姿勢，低姿勢走路也能夠讓你累積正確的步行基礎。

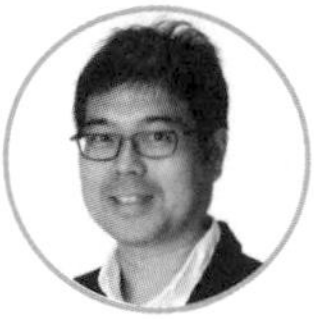

呼吸法能夠改善姿勢嗎？

想要改善姿勢，經常可以聽見有人推薦使用「呼吸法」。同樣叫做呼吸法，其實還可以分成好幾種方式，其中一種名為Draw-in（意思是吸進來）的方式，是藉由呼吸增加腹部壓力，將力氣施加在下腹部稱為丹田的地方；吐氣時腹部像塌陷一樣向內凹，骨盆內的壓力就會增加，姿勢也會因而穩定。

我有時候也會根據客戶的狀況使用Draw-in，但其中也不是沒有問題，利用呼吸固定某個部分的作法，和下巴往上抬了所以收回來、因為駝背了所以抬頭挺胸這種治標不治本的方式沒什麼兩樣，無法根本性解決問題。即使是運動的準備姿勢，如果將意識集中在收緊下腹部的肌肉上，可能導致真正重要的動作反而做不好，或是過度用力，有些人甚至會本末倒置，因此，無論是日常生活，或是想要提升運動表現，本書中介紹的利用重力以及自身體重的軸線打造基本姿勢的方法還是比較簡單的方式。

第4章

沒人教過你的正確走路方式

——讓你重返年輕的重心軸走路法

利用踮腳尖穩定姿勢之後，走路竟然變得這麼輕鬆

利用踮腳尖習慣意識重心的軸線之後，即使整個腳底貼在地面也可以輕易找到軸線，有了這種穩定的基礎，在步行時姿勢也會很穩定，變得可以輕鬆推進身體，**只要稍微往前移動重心，身體就會自然地往前進**。

相反地，姿勢不穩定的人，容易陷入膝蓋往內夾，或是腳尖往外展等「走路方式帶有壞習慣」的狀態，這麼一來，走路時身體搖晃的幅度會變大，為了抑制搖晃就會使用到肌肉，同時也難以產生重心軸，以結果而言，無法有效率地將力量推向地面，白白浪費許多力氣，成為容易疲勞的走路方式。

走路時缺乏穩定與單腳站立時無法穩定身體有密切關聯，因此可以說**大部分不擅長單腳站立的人，在走路時也無法穩定**。如果仔細看行走中的人的腳部，可以發現兩隻腳呈現輪流單腳站立的狀態，也就是說，單腳站立時身體有沒有位在重心軸上、能不能確實站穩，會大大地影響步行時的穩定性。所以不擅長單腳站立的人請練習第三章中介紹的低姿勢緩步走路，記下單腳支撐體重、確認重心軸的方法。

踮腳尖能告訴你正確的骨盆位置在哪裡

骨盆是產生髖關節的擺動，也就是步行時的推動力的基礎。髖關節的可動範圍是指在骨盆上產生動作的大腿骨的可動範圍，因此骨盆下方的大腿、小腿、腳掌會在哪個位置上擺動、腳掌又會在哪個位置落地，一切都會隨著骨盆的位置而改變。

雖然目前有走路時骨盆前傾比較好，或是後傾比較好的爭論，但我認為骨盆還是保持在中立位置最好。

首先，骨盆太過前傾會造成兩大問題。第一個是身體向前傾斜，變成快要向前跌倒一樣的走路方式，這種方式靠的不是自己腳的推動力，而是以向前倒的力量當作推動力。

骨盆前傾與後傾

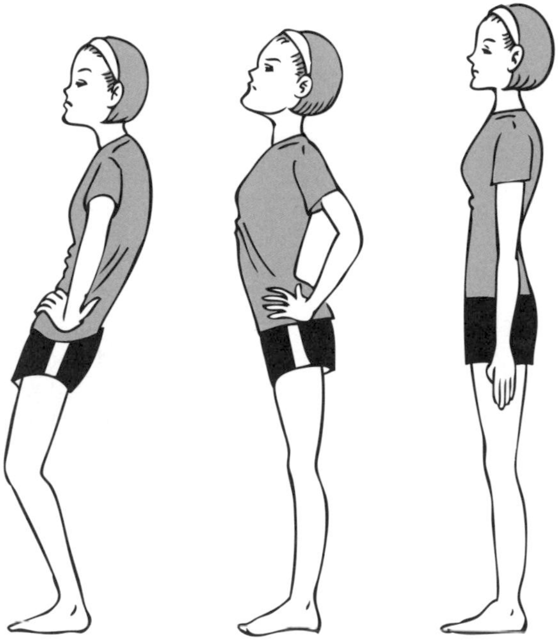

骨盆後傾　　骨盆前傾　　中立位置

骨盆後傾容易駝背，骨盆前傾則容易拱腰。

這樣走路乍看之下不需要出力所以很輕鬆，但要維持要倒不倒的姿勢就必然有一股反向力量在支撐，因此可以說是一邊踩剎車又一邊踩油門的狀態，這種人無可避免的風險是踩剎車時對身體造成的負擔以及身體前傾走路而導致絆倒。

第二個是姿勢很可能變成容易引起腰痛的拱腰。有非常多的人只前傾骨盆，但軀幹以上的上半身不跟著前傾，因此導致腰部向前凹。

如果是骨盆後傾，最大的問題是走路時步伐容易踏出去太多。腳要落在自己重心的正下方附近才有辦法產生推動身體往前進的推動力，如果在比重心還要前面的地方落地，力氣就無法傳達到地面，導致走路時花費了許多力氣，前進的幅度卻不成比例。

而「踮腳尖」會告訴我們解決上述這些問題的中立的骨盆位置在哪裡，關鍵在於利用踮腳尖引導出「運動姿勢」。中立位置雖然會隨著姿勢高低而逐漸改變，但不論是低姿勢或是走路時的姿勢，採取運動姿勢時的角度就是理想的中立位置。人體結構上最容易發揮力量、也是最容易隨時移動的姿勢是運動姿勢，因此可以說在這個姿勢下的骨盆的角度正是最好的中立位置。

關鍵在這裡 POINT!

● 骨盆位於中立位置才是最好的位置
● 運動姿勢會告訴我們最好的骨盆角度在哪裡

正確的姿勢帶來正確的走路方式

前面我們已經重點式學到如何打造將意識放在重心軸的實用姿勢＝優雅又年輕的站立姿，想要正確使用身體，不可或缺的就是運用重心軸的實用姿勢，而正確使用身體又可以讓我們日常生活中的動作變得驚人地輕鬆。在第四章裡，我們將要解說以正確姿勢為本的「真正正確的走路方式」，只要嫻熟這裡介紹的「走路的秘訣」，就能夠輕輕鬆鬆走路讓你大吃一驚。

正確姿勢與走路方式的關係

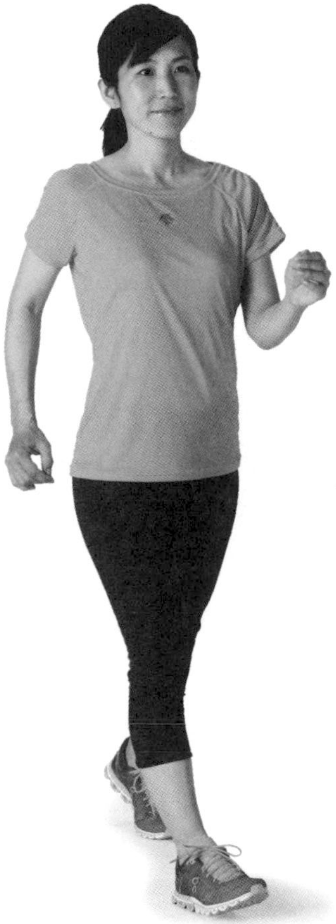

只要以正確的方式行走，走路就能輕鬆得驚人。

驚人的輕鬆走路秘訣①

手臂向後拉就能走得更輕鬆！

想要正確又輕鬆地走路，第一項秘訣是「從根部開始使用手臂」。從根部開始使用手臂不僅可以快速且輕鬆地走路，對於改善肩頸僵硬或五十肩等肩膀周圍的毛病也很有效。接下來我會慢慢說明其中的緣由。

大腿根部位於髖關節，因此想要有效率且正確地擺動雙腳，就必須轉動根部的關節也就是髖關節，同樣的道理，擺動手臂時也必須從根部開始運動。那麼，手臂的根部在哪裡呢？幾乎所有人都會回答肩膀，但事實上這是很大的誤解及錯誤觀念，手臂的根部不是肩膀，而是更接近軀幹的肩胛骨和鎖骨。人類原本的設計是可以利用運動肩胛骨和鎖骨來抬起手臂，但在實際的日常生活中，我們很少運用到抬起手臂的這個動作，大家回想一下自己的生活應該就知道了，我們能夠想到的大概就是偶爾需要拿放在櫥櫃上方的碗盤罷了。

而從櫥櫃拿碗盤這種拿取的物品位置稍微比自己身高更高的動作，就算不運動肩胛骨或鎖骨其實也做得到，如果不使用肩胛骨和鎖骨，而是利用肩膀帶動手臂，在將手臂往上舉時就會利用聳肩來帶動動作，這時候用到的肌肉是從脖子旁邊往肩膀延伸的斜方肌，也就是會產生肩頸僵硬的地方。在這個情況下，聳肩這項動作就是本書中一再提到的「利用其他部分來代替的行為（代償行為）」，也因為如此，**肩膀周圍會過度使用，而引發肩頸僵硬或五十肩等肩膀周圍的不舒服**，這種因為無法使用屬於手臂根部的肩胛骨及鎖骨，而給肩膀帶來負擔的現象，和無法使用身為大腿根部的髖關節，導致膝蓋疼痛是基於相同的原理所造成。

走路的秘訣① 手臂向後拉

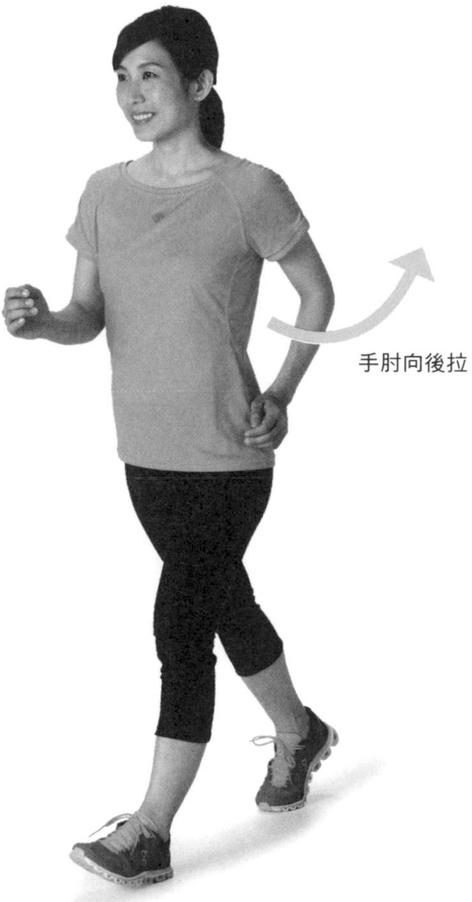

手肘向後拉就會帶動肩胛骨。

肩胛骨原本像是浮在後背一樣附著其上，當肩胛骨在後背滑動般呈圓弧型運動時可以讓手臂向上抬高，像遠離後背一樣運動的話則可以將手臂向後拉，而讓自己可以使用這種原始設計非常重要。

我們經常可以在走路教學中聽到「大幅度前後擺動手臂」的指令，這個目的是為了提高減重效果，而利用大幅度擺動手臂來促進消耗能量，但是卻有很多人只注意將手臂大幅往前甩動，而導致無法將手臂向後拉。向前甩動手臂時，胸部的肌肉會繃緊，讓肩胛骨緊貼在後背的可能性大增，大家試著刻意將肩胛骨緊貼在後背就可以明白，這種狀態下非常容易導致駝背，另外，為了支撐伸到前方的手臂重量，也可能會使用到造成肩頸僵硬的斜方肌。

我可以理解為了增加運動量而想要大幅甩動手臂的心情，但如果因為這樣造成肩頸僵硬、五十肩或駝背的話就本末倒置了。比起大幅往前甩手臂，不如將意識放在稍微向後拉動手肘以運動肩胛骨上吧。

關鍵在這裡 POINT!

● 手臂的根部不是肩膀而是肩胛骨和鎖骨
● 走路時要將手臂向後拉以運動肩胛骨

驚人的輕鬆走路秘訣②

走路時握著小指就可以改善駝背！

走路時手臂盡量不要出力，自然地隨著手臂根部的肩胛骨擺動就好，只要確實創造出重心軸，下半身穩定了以後，上半身就可以不需要依靠手臂維持平衡，說得極端一點，「不需要將意識分給手臂的動作」也沒關係。而有肩頸僵硬等症狀的人，就像上一節所說的，為了刻意意識到手臂根部，稍微往後拉手肘強調那個感覺會很有效果。

此外，手掌心的方向也很重要。人類在寫字或用電腦打鍵盤時，手掌心都是朝下的，這個將手掌心朝下的動作（手朝大拇指的方向轉動的動作）和手肘向外張開、肩膀縮進內側的動作連動，會讓胸部的肌肉與肩頸僵硬的肌肉（斜方肌）

繃緊，容易導致肩胛骨緊貼後背造成駝背。

為了防止這個現象，試著在走路時握著小指吧，這樣手掌就會往小指方向轉動、掌心翻開，讓手肘稍微向內靠，像是夾住腋下一樣。這麼一來胸部會比剛才開闊，肩胛骨也會浮在後背更容易使用，請大家一定要實際試看看輕輕握住小指的方法。

關鍵在這裡 POINT!

● 走路時要穩定下半身，手臂不要出力

● 走路時輕輕握住小指

驚人的輕鬆走路秘訣③

「腳大步向前踏」其實不OK

以「正確的走路方式」為關鍵字在網路上搜尋，經常可以看到「腳大步向前踏，步幅要大」等字句，**其實我並不建議這種腳步往前跨出的動作**，腳只要往前大跨步，走路時的重心就容易向後傾，這會對大腿前側等原本走路時不應該用到的肌肉造成負擔。

首先，當我們想要大步向前邁出時，腳的根部也就是髖關節以上的上半身會向後傾斜，這個動作和想要用腳將放在遠處的東西勾過來時，身體會自然向後仰躺，好讓腳可以遠離身體伸直是一樣的狀況。

當腳想要向前伸出時，髖關節的基座底座骨盆周圍會同時向後傾斜。在人體構造上，不論骨盆是後傾或是前傾，都不會改變腳前後擺動的可動範圍，所以一旦骨盆後傾，**腳就會變得更容易向前擺動但卻更難向後擺動**。

大家想想看人類走路的原理，應該光憑感覺就可以理解我們需要推動力才能夠推動身體前進，而這股推動力來自於腳向下推地的力氣，因此這時候**需要讓腳擺動到比自己的重心更後方的位置**。這是個容易混亂的關鍵處，我稍微整理一下。想像你陷入汽車故障、必須以人力推動的情境，為了把車子往前推，你應該會呈現兩手貼著車子，腳在自己重心後方用力往下推地的姿勢。走路和這個例子的道理其實是相同的，**想推動身體前進，就必須讓腳在身體重心的後方往下推著地面**，一旦將意識放在「腳大步向前踏」，腳就會難以擺動到後方，也就無法獲得推動力，結果便成為白費力氣、容易疲勞的走路方式了。

腳大步向前踏不是 OK 的走路方式

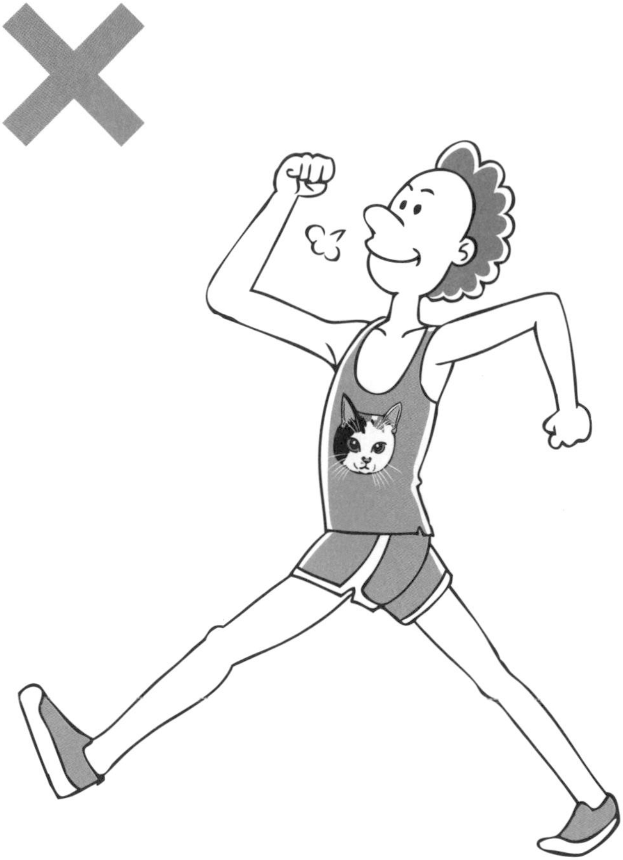

腳大步向前踏會難以產生走路所需的推動力。

將它想像成爬上最後一階樓梯應該會比較好理解這種「把身體往前推」的感覺。爬樓梯是一種將身體往上抬的反覆動作，但在最後一階要往平地上走時，身體會向前方而不是向上方推出去，這個時候應該可以感受到大腿正在往後方擺動。由腳產生的步行推動力會從支撐腳來到比身體重心後方的位置開始一直持續到離開地面為止。腳在身體下方穩穩踩著地面，彷彿將身體從後方推出去一般向下推著地面前進的方式可說是有效率的理想走路方式，只要熟練這種走路方式，就可以體會到自己簡直像忍者一樣迅速地在水平方向上移動的感覺。

再來，很多人並不擅長髖關節向後拉的動作，究其原因，是因為就算做不到這個動作，對日常生活也不會造成太大的影響，就算髖關節不向後拉，人類也可以利用彎屈膝蓋、向前方傾斜，或是以單腳為支點像圓規一樣甩出另一隻腳等代償運動往前進。話雖如此，但因為這樣的走路方式並未有效運用原本應該使用的大塊肌肉以及髖關節可動範圍，長遠而言自然會對身體帶來負擔。

關鍵在這裡 POINT!

● 腳大步向前踏會難以獲得推動力，進而造成疲勞

驚人的輕鬆走路秘訣④ 走路時不可以彎曲膝蓋

另外一個許多人錯誤認知的地方是走路時膝蓋的使用方式。因為膝蓋很容易就能夠彎曲，結果導致很多人誤以為「走路時可以將膝蓋當成緩衝墊使用」。

這裡有一個重要的概念，膝蓋處於彎曲狀態時腳容易搖晃扭動，而伸直的話就會像一根棒子一樣堅硬穩定。走路時如果保持膝蓋彎曲落地容易變得不穩定，所以應該盡可能儘可能在膝蓋伸直的狀態下落地。

走路時腳的動作是以髖關節為中心的大腿圓周運動，加上以膝蓋為中心的小腿圓周運動，所組合成的複合式圓周運動，當大腿的圓周運動在前方快要結束時，就換膝蓋開始往前伸的圓周運動。但是，就像上一節中提到的，一旦想著「腳要大步向前踏」而往前過度伸出大腿的話，大腿的圓周運動作就無法結束，導致下一個膝蓋向前方擺動的動作還沒全部完成就落地了，簡言之，**膝蓋還沒來得及完全伸直就落地，因此造成無法有效率地走路。**

另外，腳大步向前落地的話，骨盆會後傾，髖關節就無法屈曲，一旦髖關節無法屈曲，就無法使用臀部及位於大腿後側的膕旁肌群這種大塊的肌肉，這麼一來，便不得不以大腿前側肌肉支撐體重，就像是在坐空氣椅子一樣，最後導致大腿前側肌肉被過度使用而緊繃，造成肌肉附著的膝蓋骨周邊及下方產生疼痛。

造成膝蓋疼痛的原因有很多，但可以說**走路時腳大步向前踏所產生的不穩定，以及對大腿前側帶來的負擔也是一大原因。**

關鍵在這裡 POINT!

● 走路時要在膝蓋伸直的狀態下落地

● 所以腳不能向前跨太大步

驚人的輕鬆走路秘訣⑤ 找出適當的步距

走路時如果步距（指右腳與左腳之間的距離）太開，便會無可避免地將體重輪流壓在左邊或右邊，如果以有效率地往前進做為走路的目的，那麼只會變成是一種會左搖右晃的無效動作。由於左右腳都會產生各自的軸線（雙軸步行），因此會以單腳為圓規的支撐軸伸出對側腳，再以那隻腳為軸心伸出另一隻腳，這樣的走路方式並不順暢。

在雙腳張開站立或走路的人之中，似乎有很多是為了增加基底面積以保持穩定，這類型的人大概都是不擅長單腳站立的人。不擅長單腳站立的人平常在走路或是運動時，腰部經常會產生擺動，遇到大量走路時，就會過度使用抑制腰部擺動的作用肌，而抑制擺動的肌肉一旦產生緊繃，腳的步距就會自然而然傾向從髖關節開始呈大字形張開。

解決之道可以練習大幅縮小步距的「模特兒步伐」，藉由像時尚模特兒走路時交叉雙腿的方法，能夠將原本雙軸的走路方式改回單軸。另外，在交叉雙腿的同時也練習刻意將上半身往對角線扭轉效果會更好。

不過這只是為了改善過多擺動的雙軸走路的方法，並不代表這是正確的走路範本。

雙腿交叉走路的模特兒步伐也有其問題。雙腿交叉不但會產生類似身體繞著軸線轉動（迴旋）的動作，再加上支撐身體重心的基底面積縮小，因此也會造成腰部擺動。

左右擺動腰部的走路方式又稱為夢露步態，也許是一種充滿魅力的女性走路方式，但這種走法也會對抑制腰部擺動的肌肉帶來很大的負擔，漸漸地會變成一定要扭動屁股才能走路。

要修正這種步態，請與剛才相反，想像自己要使用雙軸步行法，稍微拉開一點步距，讓體重可以放在左右兩腳上。

雙軸步行和單軸步行沒有哪一種才是絕對正確的方式，重要的是太過偏向單軸的人要加入雙軸步行的要領，太過偏向雙軸的人則是要加入單軸步行的要領。

關鍵在這裡 POINT!

●●熟練單腳站立，找出適當的步距

不論是模特兒步伐或是雙軸步行都有其問題所在

利用正確的走路方式走得優雅又快速

運用重心軸的合理走路方式和擁有優雅又富功能性的身體息息相關，首先，以正確姿勢走路，你的腳會逐漸變化成為美腿。我所說的美腿不是指纖細的腳，而是可以有效使用身體、功能性絕佳的腳，例如要接近徑賽的頂尖運動員那種彷彿野生動物般精實的腿也不是不可能。

想要擁有美腿的走路方式，一言以蔽之，就是使用屬於大塊肌肉的膕旁肌群和臀部肌肉走路的方式。**理想的體型應該是靠近軀幹的部分比較壯碩，越往末端則越來越纖細**，要打造這樣的體型，就必須找回身體原始的使用方式，意即主要使用屬於大塊肌肉的大腿後側及臀部，相對較小塊的小腿肌肉則用於輔助。相反地，如果維持錯誤的身體使用方式，肌肉的發達程度就會不平衡，可以想見的影響有小腿變粗壯等。要使用大腿後側及臀部肌肉，不可或缺的就是髖關節屈曲，因此踮腳尖深蹲或單腳站立等身體排列訓練也可以在這裡派上用場。

此外，第136頁中介紹的手肘往後拉的走路方式也有瘦身效果。促進脂肪燃燒的肌肉附著在左右肩胛骨之間，因此手臂不是向前甩，而是向後拉才能夠運動到這塊瘦身肌，不僅如此，正確的走路方式對體力的負荷較小，可以有效率地移動重心，所以走路的速度也會變快（在我的客戶中也有**許多人驚訝自己的走路速度竟然變得這麼快**），於是走路成為一件快樂的事，走的距離自然地越來越遠，瘦身效果也就越來越好。**只要了解如何打造正確的姿勢，如何有效率地移動身體，優雅的姿態就會自動上門來**，這麼說絕對不誇張。

關鍵在這裡 POINT!

● 運用大塊的肌肉走路就可以擁有美腿

● 走路時手肘向後拉有助於瘦身

COLUMN
專欄

敕使川原郁惠選手特別專欄

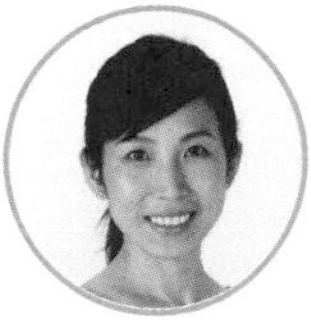

走路時最重要的也是姿勢！

我在指導走路時，最重視的就是調整站立的姿勢，在開始走路方式的課程之前，我會好好花時間教學生「站立時的姿勢沒有做好，可能會導致故障」這件事。許多日本人有駝背、肩膀向前突出的毛病，所以我會要學員將意識放在耳朵回到肩膀下方、從頭頂到腳底成一直線，並讓學員兩人一組確認之後再請他們走路。一開始大家會說「沒想到還滿難的」，但幾乎大部分的人只要有意識地做，經過一次指導之後就能夠呈一直線站立。

以正確姿勢走路真的有許多優點，我從職業短道競速滑冰選手時代開始就非常重視走路，其中最大的原因是可以調整身體的平衡。滑冰經常要以同一個方向繞圈，所以很難避免身體偏向某一邊，因此我會在練習前後透過有意識地走路，讓身體恢復平衡，並再次確認正確的身體使用方式。對一般人而言，調整身體平衡、正確使用身體也有許多效果，在我指導的學員中，有很多人說他們變得不容易疲勞、五十肩的疼痛消失了，或是肩膀又可以往上抬了等等，不僅如此，走路可以讓血液循環變好，讓頭腦的運轉更清晰。短道競速滑冰是一項重視比賽策略的競技，當時我每一天的功課就是比賽前繞著會場周圍走路，讓頭腦清醒，從而訂定比賽策略。

走路不會對身體造成太大負擔、輕輕鬆鬆就可以開始，加上可以長期持續，因此在健康層面以外也有許多優點。有人平常都待在家裡，很少與他人說話，開始走路之後變得很期待出門，也交到了新朋友；也有人是夫妻倆一起走路，一起感受四季的推移變化，彼此注意對方的身體狀況，不知不覺間感情變得比以前更好；還有人是思考模式變得更樂觀，遇到事情開始可以正面看待……當我聽到學員回饋走路為日常生活增添了色彩，真的非常替他們感到開心。

希望大家可以體會一下什麼是走路時「融入街道中」的感覺。我從國中開始就過著因為短道競速滑冰的比賽而轉戰世界各地的生活，為了消除遠征國外的恐懼及疏離感，我一定會繞著滑冰場走路，讓「街道成為我的夥伴」。我會搜尋原來這個城市有這樣的歷史、這裡有一間教堂之類的資訊，以「那就去看看吧」的心情散步，只要在路邊攤或是街上的食堂吃當地的食物，就會覺得自己和這座城市更親近，像是自己的家一樣。各位一定也可以藉由走在自己居住的城市或旅行目的地，獲得新的發現，並更加喜愛那座城市，所以請大家一定要試試看，當然也不要忘了使用閱讀本書之後學到的「正確的姿勢」走路喔。

敕使川原郁惠

3歲開始溜冰，國中二年級成為奧運強化指定選手，一九九六年在世界青少年選手權賽中獲得綜合優勝，連續參加九八年長野、〇二年鹽湖城和〇六年杜林三屆冬季奧運會。從職業選手退休後，因電視的行腳節目走遍中山道和甲州街道，在步行界裡也獲得矚目，擔任日本步行協會的親善大使。截至目前指導超過一萬人關於走路的方式，此外，也活用瑜珈、皮拉提斯、餐飲等各領域的證照，成為健康照護專家。

第5章

讓鞋子成為助力，姿勢年齡馬上回春！

想要擁有良好姿勢，就要重新審視腳下

要想找到重心軸、打造正確的姿勢，首先必須要好好穩固腳掌。腳掌相當於建築物的基礎工程，或是汽車的懸吊系統，基礎不穩固的建築缺乏耐震性，懸吊系統會搖晃的汽車相當危險，沒有辦法直線前進；換到人類身上，只要將站著的時候想成是建築物，走路時就像車子前進，如此，腳掌的重要性就不言自明了。

就算從人體構造來看，也可以明白腳掌的重要性及複雜程度。以骨骼層面來看整條腿的話，大腿部分有一根骨頭（股骨），小腿部分有兩根骨頭（脛骨與腓骨），相對地，鞋子包覆的腳掌則多達二十八塊骨頭，這代表腳掌必須透過複雜的動作來支撐身體。**在考量腳掌的穩定性時，其中扮演重要功能的就是鞋子了，腳底的重心會因為穿了不同的鞋子而輕易改變**，只要重心一改變，就會對姿勢帶來莫大的影響，如同本書中再三提及的道理。

然而日本傳入穿鞋生活的文化歷史尚淺，只能說對於支撐腳掌的鞋子認識不足，在本章，我會以身為腳的專家、看過3萬人以上雙腳的經驗為本，來說明如何從腳掌開始矯正姿勢，學會正確的身體使用方式。如果是過去那樣路面未經過鋪設的時代，也許還可以赤腳走路，或是穿著類似襪子的足袋生活，但在現代社會，生活中已經不可能不穿鞋子了。

柏油路是為了車子行走而設計的鋪面，因此完全不適合人類赤腳走路，要在硬質路面上順暢地移動重心走路，除了穿著能夠緩和對腳造成衝擊、以及支撐腳部功能的鞋子以外沒有其他辦法。請大家再一次認知這件事之後，再挑選適合自己的合理鞋子吧，**只要讓鞋子成為助力，就可以改善你的姿勢、常保年輕**。不過如果持續穿著不適合的鞋子生活，不單只會帶來腳痛或是容易疲勞等直接影響，還有可能在未來產生重大風險，對生活造成障礙。

關鍵在這裡 POINT!

- 腳掌的穩定性會對姿勢產生相當大的影響
- 想要穩定腳掌，挑選正確的鞋子絕不可少

〈挑對鞋子就能改變姿勢！〉挑選鞋子的新常識①

過大的鞋子會害死你的腳趾甲

首先我想指出的是「大部分的人都穿著過大的鞋子」這件事。以前我比較過來到FootTrainers的人自報的鞋子尺寸和實際測量後腳的尺寸，發現男性平均穿著大了1公分、女性平均穿著大了0.5公分的鞋子。

至於選擇較大鞋子尺寸的理由，除了「比起太緊不好穿，寧願鬆一點比較好穿」這種感覺層面的問題，還有很多人是不懂尺寸的概念，希望大家先知道一個大前提，「尺寸26公分的鞋子是為了腳長26公分的人製造的」。26公分的鞋子，是針對腳長26公分的人平均腳型構造加以研究之後，透過各部分的組合，設計出讓腳長26公分的人穿進去以後腳尖還是有足夠空間的鞋子，只不過包覆性會因鞋子的設計和材質有所不同，所以請先從和腳長相同尺寸的鞋子開始試起。再來，也要考慮到成長期對挑選鞋子方式的影響，成長期時容易因為預期腳會長大，就選擇了大一號或大兩號的鞋子，等到停止成長以後就以為過去穿的比較大的尺寸是自己的尺寸。

穿著過大尺寸的鞋子最大的缺點就是「腳在鞋子裡移動」。人類是往前移動的動物，所以如果腳比鞋子的尺寸小，腳掌就會在鞋子裡向前滑動，這麼一來，腳趾會被迫擠進鞋頭的狹小空間裡，造成受到壓迫的大拇趾和小拇趾產生疼痛，或是趾甲因此壞死。也就是說**明明選擇了空間足夠的鞋子尺寸，卻落入腳尖太緊這種奇怪的狀況**，如果長年反覆同樣的情況，腳趾就有可能變形。

解決方法是去買鞋子時，當你找到「應該是這個吧」的尺寸以後，建議也試穿小一號的尺寸看看，當然真的穿不下就買原先挑中的尺寸即可，但很多時候也會意外發現「原來這個尺寸我也穿得下」。

關鍵在這裡 POINT!

- 過大的鞋子會讓腳掌往前滑，造成腳趾疼痛
- 除了平常挑選的尺寸，也試穿小一號的尺寸看看

〈挑對鞋子就能改變姿勢！〉挑選鞋子的新常識②

穿鞋子時「敲敲鞋頭」是在浪費你的錢

建議穿鞋子時習慣以鞋頭敲地面的人馬上改過來比較好，這是因為所有鞋子的設計都是以腳跟為主，腳跟服貼鞋子才能夠百分之百發揮鞋子原本的功能，如果穿鞋子時敲鞋頭，必然會造成腳跟滑離鞋子，這等於是故意降低鞋子的功能。這麼說有點多此一舉，不過鞋子的售價裡可是包含了研發設計費，這種作法只能說是一種浪費。

從上往下看自己的腳掌，腳跟的部分最窄，然後往前漸漸變寬，腳趾根部則是最寬的地方，而鞋子當然是依照這樣的形狀設計，只要正確穿著，腳趾根部就

鞋子的設計是以腳跟為中心

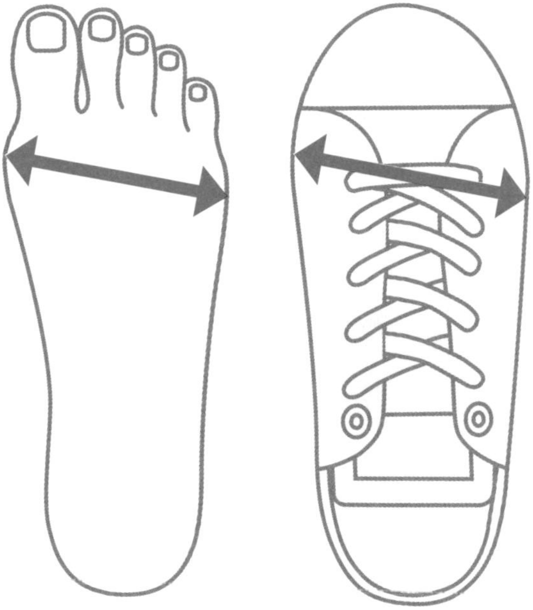

鞋子是吻合腳趾根部張開最寬的地方來設計。

會位於最寬的地方（也就是抓著鞋頭凹折時會被折彎的地方），但這是預設穿著鞋子時腳跟會服貼於鞋後跟的情況，如果是26公分的鞋子，就會拿出腳長26公分的人的平均值，計算從腳跟到腳趾根部的距離來設計鞋子，所以一旦用鞋頭敲地面，就會增加腳掌過度塞進鞋頭的風險。再加上如果鞋子鬆脫腳跟，腳掌就會左右晃動，這也是造成姿勢不穩定的可能原因，因此大家穿鞋子時請養成「敲敲鞋後跟」的習慣吧。

關鍵在這裡 POINT!

● ×「敲敲鞋頭」→○「敲敲鞋後跟」

〈挑對鞋子就能改變姿勢！〉挑選鞋子的新常識③

室內鞋和樂福鞋的共同點

鞋子可以分成各式各樣的種類，也都有各自的用途，但日本對於什麼樣的場合穿什麼樣鞋子的概念並沒有深植人心。日本的高中生，早上起床換好制服以後，會穿著樂福鞋到學校，到了學校會換穿室內鞋上課，體育課則是換穿運動鞋，之後參加社團活動，然後又換回樂福鞋回家，這算是一般常見情況，雖然使用上會分為在外行走穿的樂福鞋和上課時穿的室內鞋，但不論是樂福鞋或室內鞋，原本的功能都是坐在椅子上上課時穿著，因此兩者沒有比較合理的區別。

像上課那樣長時間坐著的話會造成血流不順暢，因此穿著不會妨礙血液流動的寬鬆鞋子很合理，樂福鞋和室內鞋鞋口寬大，也沒有綁緊鞋子的鞋帶，就是為了長時間坐著聽課的學生開發的產品；而工作型態經常坐著的系統工程師等從業人員，到了辦公室以後換穿拖鞋也是基於相同的道理。從鞋子的功能來看，拖鞋頂多可以用來保護腳底，但如果目的是不妨礙血液流動的話倒是很適合，因此重要的是配合日常生活中的各種場合挑選鞋子。

關鍵在這裡 POINT!

● 讓自己更有意識地根據目的穿鞋子

〈挑對鞋子就能改變姿勢！〉挑選鞋子的新常識④

穿太輕的鞋子反而容易疲勞

通勤用的鞋子廣告中常常可以看見類似「超輕量」、「極致輕量○○公克」的宣傳語句，雖然適合與否和每個人的生活型態有關，但鞋子並非越輕越好，**為了輕量化而犧牲穩定性的鞋子反而可能更容易造成疲勞。**

的確就機動性而言是輕量化的鞋子獲勝，運動方面也有許多情況是輕一點的鞋子占優勢，事實上馬拉松跑者穿著的競技用跑鞋，廠商是以數毫克為單位在進行輕量化競爭，只不過說到通勤或上學走路時穿著的鞋子，情況就又不一樣了。

請大家回想一下走路時腳的動作，**這是一個近似圓周運動的擺動**，而不是向上抬起的動作，因此慣性會參與整個動作，重量的影響反而沒有想像中來得大。

而輕量的鞋子在包覆性及控制腳掌方面則很難擺脫劣勢，像步行這種不斷往前進的動作，穿著控制性良好的鞋子穩定身體平衡比較不容易疲勞，簡言之，這是控制性與重量是否取得平衡的問題，因此不要認為輕就絕對是好，而是要尋找重量適合自己的鞋子。

關鍵在這裡 POINT!

● 有時候鞋子太輕反而會造成疲勞

〈挑對鞋子就能改變姿勢！〉挑選鞋子的新常識⑤

要走很多路時「好穿脫的鞋子」反而不合格

日本的生活型態中經常需要穿脫鞋子，所以從古至今出現許多容易穿脫的鞋子類型，像是草鞋或是木屐就是最具代表性的鞋子；在描寫昭和時代初期的戲劇或電影中經常出現有土間（室內泥地空間）的家庭，當中的人物為了煮食或洗滌而走下土間時，如果每一次都要穿上或脫掉綁鞋帶的鞋子，那個畫面看起來很不合理吧。不知道是不是受到這樣的影響，即使到了生活型態歐美化的現代，不容易穿脫但能夠完整包覆腳掌的鞋子（＝具高度穩定性的鞋子）還是受到人們敬而遠之。

舉例來說，在日本大家幾乎都認為皮鞋的鞋帶是裝飾，但是在歐美卻有許多人會嚴守鞋帶原本的用途，脫鞋子時就鬆開鞋帶，穿鞋子時就認真綁好。當然，仔細綁好鞋帶才能發揮鞋子原有的功能這就不需要特別強調了。

將確認鞋子穩定性的標準想成是「**腳露出來的部分越多鞋子的穩定性越差**」應該會比較容易理解。很多人會因為鞋口狹窄的鞋子不好穿脫而避穿，但這種鞋子可以牢牢包覆腳掌，因此適合長時間步行時穿著；**相反地，好穿的鞋子也很好脫，因此缺乏穩定性，就結果而言容易產生疲勞**。不束縛腳部的鞋子穿起來很輕鬆很舒服，但是並不適合長時間穿著走路，建議養成習慣，在早上出門時想好一整天的行程，如果覺得「今天好像會走很多路」，就選擇「不容易穿脫的鞋子」吧。

關鍵在這裡 POINT!

● 不好穿脫的鞋子才會是走起來輕鬆的鞋子

給苦惱於「鞋跟外側容易磨損」的人

經常有人來找我商量「鞋跟外側有異常磨損，是因為我走路方式不對嗎？」其實大部分的情況下，完全不需要擔心這件事，因為有八成以上的人都是從腳跟外側開始磨損。

如果我們觀察走路時的腳底，可以看到重心就像插圖所繪的那樣移動。腳跟著地時，重心會先移向外側，再漸漸地往內側移動，這是腳底的步行軌跡，只要走路時腳底的步行軌跡正確，鞋子自然就會從腳跟外側開始磨損。

只是有腳趾向外（Toe-out）這種腳尖極端朝外現象的人也容易從腳跟外側

腳底的步行軌跡

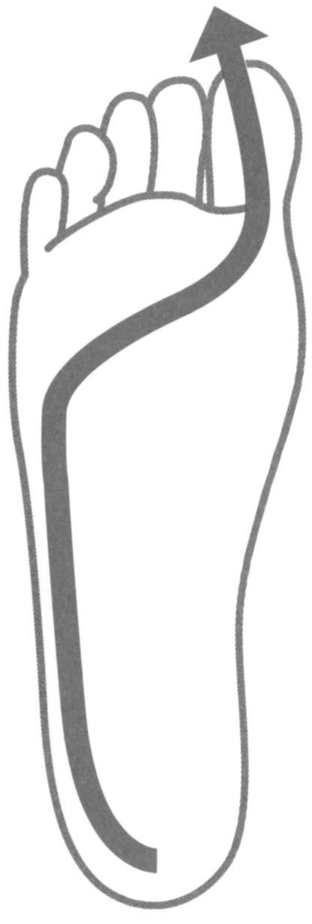

正確的重心移動軌跡。

開始磨損鞋跟，因此要注意是不是有這種情況。腳趾向外代表腳底的步行軌跡沒有正確運作，所以內側足弓反覆塌陷，這麼一來腳掌會變得不穩定，導致肌肉容易疲勞，因此要慢慢地修正為腳尖與膝蓋的方向一致。

關鍵在這裡 POINT!

● 鞋跟從外側開始磨損是很自然的事，大部分的情況下沒有問題，不過如果有腳趾向外的傾向就要多加注意

踮腳尖讓你穿高跟鞋時更美麗

在時尚秀中登場的那些模特兒，即使穿著至少10公分的高跟鞋也能面不改色地走在伸展臺上，但是街上穿著高跟鞋的女性中，卻經常可見腳部呈現極度內八，或是拱著腰搖搖晃晃走路的人。

兩者之間究竟有什麼差別？事實上這和本書所提的踮腳尖技術大有關係。請大家回想第72頁的踮腳尖站立法，裡面提到踮腳尖時不是從平常的站姿直接踮起，而是要先蹲低姿勢，從腳跟開始向上抬起，如果從平常的站姿直接踮起，就必須只靠小腿和腳底的肌肉抬起腳踝以上的自身體重，這時候小腿和腳底肌肉必

高跟鞋與墊腳尖站立

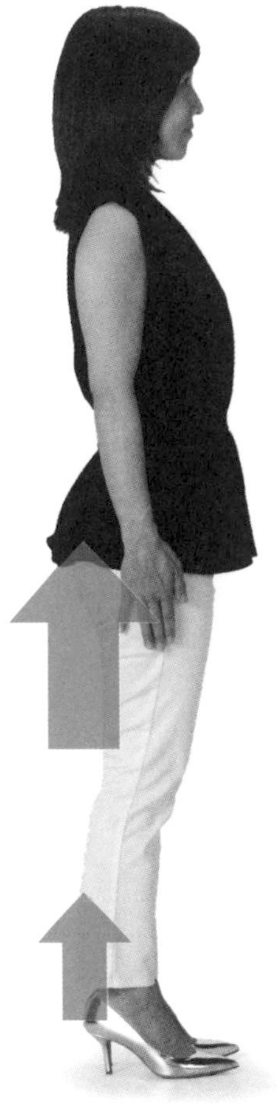

如果使用屁股及大腿後側的膕旁肌群，而不只是單靠小腿及腳底肌肉，即使穿著高跟鞋也能輕鬆站立。

須使出和自身體重向下墜的重量一樣多的力氣向上推，所以承受了非常大的負擔，這和運動選手鍛鍊小腿肌肉的訓練方式「小腿上提（Calf Raises）」動作完全相同，也難怪小腿會馬上腫脹，事實上這個狀態和穿高跟鞋時小腿及腳底疲勞的情況很相似。

想要改善這種狀況，就要從低姿勢向上站起，藉由從低姿勢開始慢慢向上起身，可以用到臀部及大腿後側的膕旁肌群這些強而有力的肌肉，從而由髖關節向上抬起上半身。打個比方，單靠小腿和腳底的力量，就像從二樓扛起高二十層樓的整座大廈，但如果使用髖關節，就只需要扛起大約到十樓為止的重量，利用臀部和膕旁肌群等大塊肌肉分擔向上抬起所需的力氣，就可以減輕小腿及腳底肌肉的負擔。

專業的模特兒能夠使用臀部及膕旁肌群的肌力，好好運用髖關節的向上抬升

裝置，所以即使穿著高跟鞋依然能夠保持優雅的姿勢；相反地，不能好好運用髖關節的人，一穿上高跟鞋重心就會向後偏，變成一直處於膝蓋向前凸出的墊腳尖姿勢上，這樣當然很容易感到疲勞。穿上高跟鞋就覺得腳底和小腿痛的人，只要利用「先蹲低姿勢再抬起身體」的方式，讓上半身安然坐落於髖關節，並沿著踮腳尖之後創造出的軸線上往回推，我想就能夠大幅改善疼痛。

關鍵在這裡 POINT!

● 高跟鞋和墊腳尖站立有密切相關
● 只要使用髖關節抬起身體，即使穿上高跟鞋也能夠保持優雅的姿勢

利用鞋墊找回「自己的腳」

我與鞋墊的初次相遇大約是在二十年前，當時我是滑雪用品製造商的業務，負責協助頂尖選手。大家都知道滑雪鞋很硬，如果腳在鞋子裡感覺不舒服，運動表現就會變差，當時針對反應鞋子穿起來不舒服的選手，我試過切割滑雪鞋，或加熱讓鞋子變形等方法，但直到用了鞋墊才有驚人的改善。不應該削履配合不良的腳型，而是應該讓腳掌恢復應有的形狀，這和防止選手受傷以及提升表現息息相關，我還記得當時理解到這點時的感動，「希望和更多人分享這樣的感覺」成為我這二十年來持續努力的原動力之一。

鞋墊的驚人效果

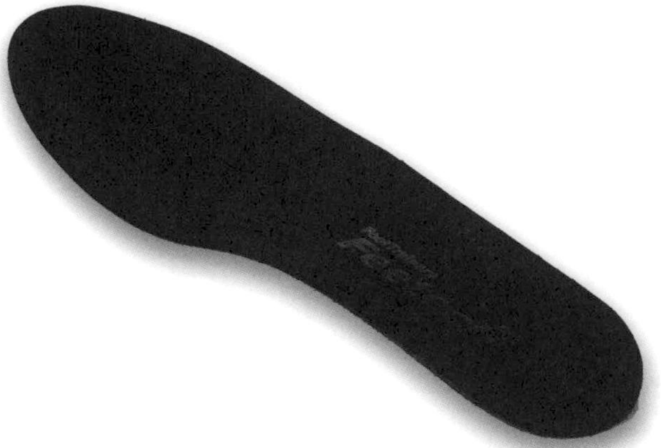

FootTrainers 製作的鞋墊。

運動用鞋墊成為 FootTrainers 的核心業務之一，花式滑冰、橄欖球、滑雪、足球、棒球等各領域的頂尖運動選手都在使用我們製作的鞋墊，然而我更希望一般大眾也能了解鞋墊的好處，因為原本專門為運動開發的鞋墊可以成為一大助力，讓煩惱於姿勢不正及身體歪斜，或是腳部有毛病的人回到充滿活力、生龍活虎的生活。

鞋墊最重要的作用就是找回足弓原本的功能，藉由足弓的拱形結構減緩來自地面的衝擊力。足弓是人類特有的構造，即使是身體結構與人類較相近的猴子或猩猩也都沒有，可說是為了直立雙足步行才因而發達的器官，然而現代人因為使用身體的方式長年不平衡，導致很多人足弓塌陷，一旦失去足弓的拱形結構，就會對腳底帶來負擔，身為根基的腳掌會開始搖晃，姿勢也就容易歪斜了。雖然要馬上重建已經塌陷的拱形結構很困難，但是利用鞋墊輔助支撐，可以保護腳掌，獲得與正常足弓相同的效果，長遠而言，也可能因為足部重心位置改變而重建拱形結構。

沒有用過鞋墊的人之中，很多人會擔心「放入鞋墊以後鞋子的內部空間就變窄了」，事實上剛好相反，比起扁平貼在鞋子裡的腳底，利用鞋墊撐起足弓的拱形之後，腳尖的部分反而更有空間活動，對於腳趾根部及腳跟容易和鞋子摩擦的人來說尤其有效。不僅如此，光是利用鞋墊將歪斜的腳跟擺回正中間讓腳跟變高，重心就會往前移動，更接近本書反覆提倡的「可以移動到任何地方的實用姿勢」。腳掌是人體的根基，就像基礎建設一樣，而利用鞋墊調整根基，藉由連鎖運動一定可以漸漸改善姿勢。

關鍵在這裡 POINT!

- 鞋墊可以輔助支撐崩塌的足弓拱形結構
- 調整身為根基的腳掌就可以改善姿勢

後記

人類從人生的起點到終點，無時無刻不受到重力的影響，為了有效率且合理地做動作、過著充實的人生，就必須讓重力成為生活中的助力。然而卻很少人知道透過自身體重及重力引導出的「重心軸」的存在，以及「推著地面走路」這麼基本的想法。

我平常專門指導運動員，但即使是獲選為日本代表，或是參加奧運的選手，對於基礎的站姿以及走路方式意識極低的人也不在少數。如果因為缺乏關於打造正確姿勢或身體使用方式的知識，而產生許多對自己的姿勢感到自卑，或是苦於腰痛、膝蓋疼痛的人，就實在太悲哀了。本書內容的核心，是透過「墊腳尖」等各種方法，獲得看起來年輕且實用的姿勢，以及學習正確的身體使用方式，其中包含了我希望可以改善上述那種情況的期許。

更重要的是，讓重力成為助力、以正確的姿勢生活，有著「看起來更年輕」、「日常動作更輕鬆、更不容易疲勞」、「對自己的體力更有自信」、「走路變快了」等數不清的好處，而且**這並不困難，是每個人原本都可以做到的事**，希望本書可以助各位一臂之力，讓隨時保持年輕、生活健康且充滿活力的人越多越好。

FootTrainers 代表　飯田潔

參考文獻

《路跑障礙的復健及修復——著眼於風險管理的方式（復建 & 修復）》（暫譯）
（堅修 福林徹、小林寬和 編輯 增田雄一 文光堂）
《透過觀察分析步行》（暫譯）
（Kirsten Götz Neumann 月城慶一等人合譯）
《SPINAL PELVIC STABILIZATION Fourth Edition》
（Monte H.Greenwalt Foot Levelers,Inc.）
《腰痛、下肢痛患者選鞋指南——你穿的鞋子適合身體嗎？》（暫譯）
（田中尚喜、伊藤晴夫 日本醫事新報社）
《就是這樣才不能輕鬆跑步！讓你瞠目結舌的馬拉松完賽新常識》（暫譯）
（飯田潔等 實業之日本社）
《利用正確姿勢跑步，輕鬆快速跑完馬拉松》（暫譯）
（飯田潔等 實業之日本社）
《速效！！「骨盆歪斜」的新常識》（暫譯）
（飯田潔 椎出版社）

「FootTrainers」簡介

「鞋墊」、「挑選合適的鞋子」、「身體排列指導」的專家集團，協助運動員預防受傷及提升競技能力，目前以東京及德國為據點，在歐洲、北美洲、亞洲等世界各地提供足部相關的各式諮詢。

- 東京都新宿區大京町 28-1 Proud 新宿御苑 Empire 1 樓
- 電話：+81-3-3225-8099
- https://www.foottrainers.net/

- 採事先預約制

踮踮腳，變年輕！

奧運強化教練教你3秒告別疼痛、駝背，立刻年輕10歲！

つま先立ちで若返る! 重力を味方につける正しい姿勢のつくり方

作者　飯田潔
譯者　林佩玟
執行編輯　顏妤安
行銷企劃　劉妍伶
封面設計　賴姵伶
版面構成　賴姵伶
發行人　王榮文
出版發行　遠流出版事業股份有限公司
地址　台北市中山北路一段11號13樓
客服電話　02-2571-0297
傳真　02-2571-0197
郵撥　0189456-1
著作權顧問　蕭雄淋律師
2021年5月1日　初版一刷
定價　新台幣280元

ISBN　978-957-32-9052-0
遠流博識網　http://www.ylib.com
E-mail: ylib@ylib.com
（如有缺頁或破損，請寄回更換）

TSUMASAKIDACHIDE WAKAGAERU! JURYOKUO MIKATANI TSUKERU TADASHII SHISEINO TSUKURIKATA

Original published in Japan in 2017 by Bunkyosha Co., Ltd.
Traditional Chinese translation rights arranged with Bunkyosha Co., Ltd. through AMANN CO., LTD.

國家圖書館出版品預行編目(CIP)資料

踮踮腳，變年輕！：奧運強化教練教你3秒告別疼痛、駝背，立刻年輕10歲！/飯田潔著；林佩玟譯. -- 初版. -- 臺北市：遠流出版事業股份有限公司, 2021.05
面；　公分
譯自：つま先立ちで若返る!：重力を味方につける正しい姿勢のつくり方
ISBN 978-957-32-9052-0(平裝)
1.姿勢 2.健康法
411.75　　110004385